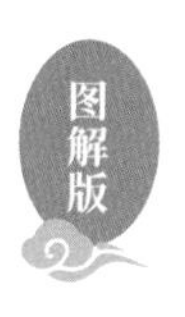

奇迹面诊法

[日] 三浦直树 著
蓝嘉楹 译

SPM 南方传媒
广东科技出版社
全国优秀出版社
·广州·

图书在版编目（CIP）数据

奇迹面诊法 /（日）三浦直树著；蓝嘉楹译．—广州：广东科技出版社，2023.10

ISBN 978-7-5359-8109-7

Ⅰ．①奇…　Ⅱ．①三…②蓝…　Ⅲ．①望诊（中医）Ⅳ．① R241.2

中国国家版本馆 CIP 数据核字（2023）第 125645 号

奇迹面诊法

Qiji Mianzhenfa

出 版 人：严奉强
责任编辑：涂子滢　杜怡枫
监　　制：黄　利　万　夏
特约编辑：严奇闰
营销支持：曹莉丽
装帧设计：**紫图装帧**
责任校对：曾乐慧　李云柯
责任印制：彭海波
出版发行：广东科技出版社
（广州市环市东路水荫路 11 号　邮政编码：510075）
销售热线：020-37607413
https://www.gdstp.com.cn
E-mail：gdkjbw@nfcb.com.cn
经　　销：广东新华发行集团股份有限公司
印　　刷：艺堂印刷（天津）有限公司
（天津市宝坻区经济开发区宝富道 20 号内 3 号　邮政编码：301800）
规　　格：710 mm × 1 000 mm　1/16　印张 13.5　字数 120 千
版　　次：2023 年 10 月第 1 版
2023 年 10 月第 1 次印刷
定　　价：55.00 元

高血压
心脏病
参照第 97 页

照片提供：三浦直树

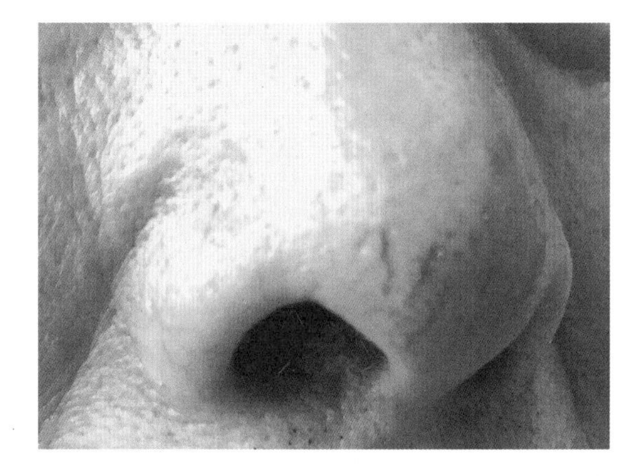

▲初诊时，扩张的血管明显浮现在鼻子表面，可能是心脏和循环系统的负荷增加所致。患者血压偏高。

▼约 2 个月后，经过自我调养和中医调理双管齐下，鼻子毛细血管的瘀血已经减轻。油脂分泌量也减少了，身体感觉变得清爽。身体状况有所改善，血压也恢复正常。

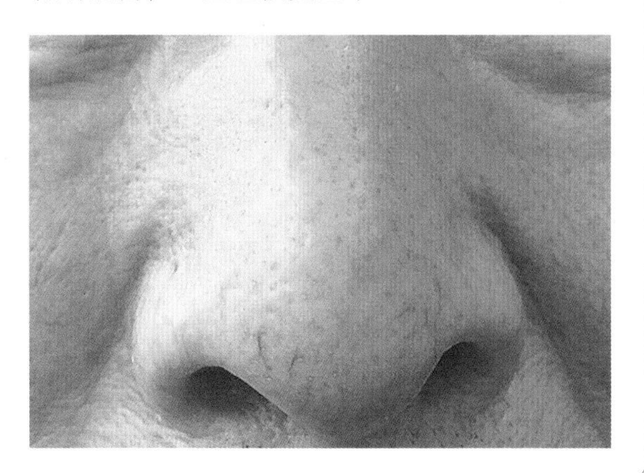

脑梗死
脑出血
参照第89页

照片提供：杉本炼堂

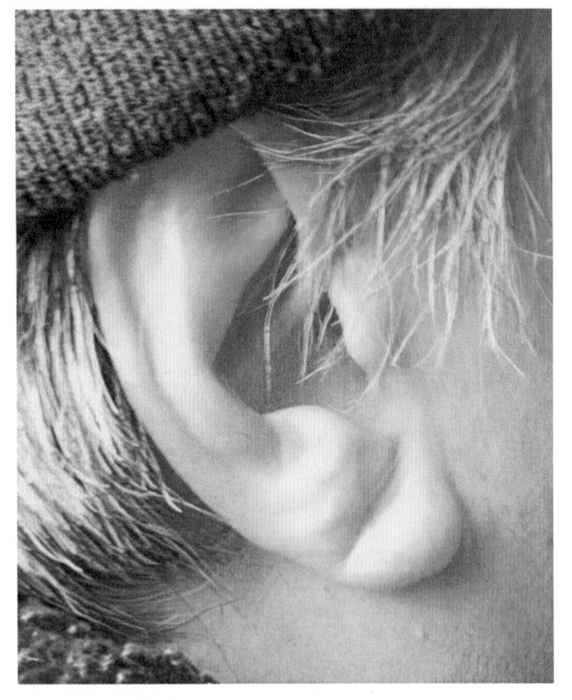

▲耳垂出现很深的纹路，有脑卒中（脑梗死、脑出血）风险。

血脂异常
参照第173页

照片提供：杉本炼堂

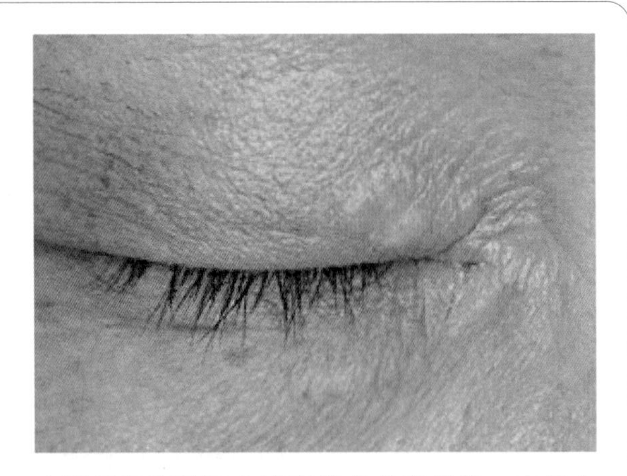

▲耳垂和眼睛下方出现黄色的脂肪粒，表示血脂可能异常。

肾结石
参照第83页

照片提供：杉本炼堂

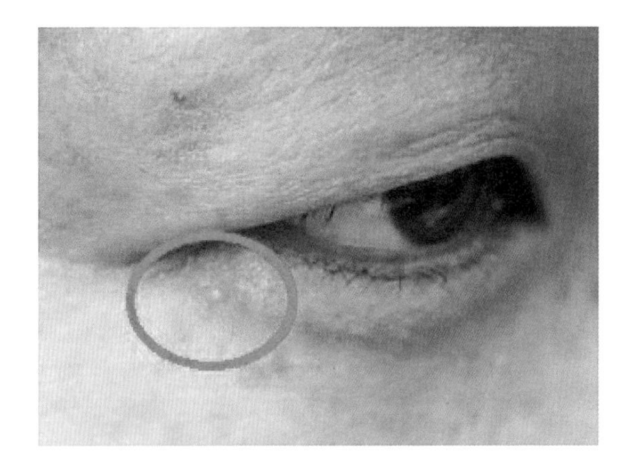

▲眼睛下方出现一颗小突起，表示体内可能有一颗肾结石。

牙齿出现异常
参照第36页

照片提供：杉本炼堂

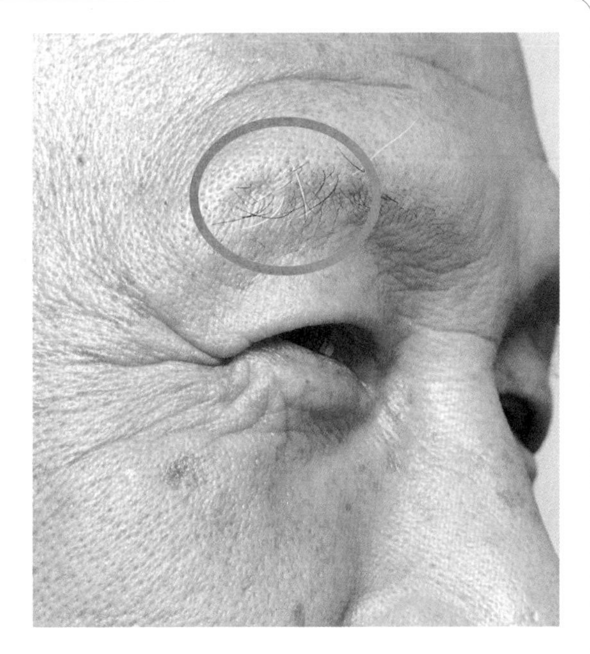

▲首先把眉毛从眉头往眉尾的方向纵分为7等份，依序编为1～7号。若5～7号的位置出现白眉，表示牙齿可能出现异常。

推荐文 | 高津文美子

我向大家推荐的脸部瑜伽，用意是通过“有意识”的脸部活动来牵动平常动得“毫无意识”的脸部肌肉，以达到消除紧张和保持表情平静的目的。脸部瑜伽的着力点是人体的表面。

脸部会透露一个人生活的样貌，而脸部的表情将决定一个人给其他人留下的第一印象。我相信一个人如果放松原本僵硬的脸部肌肉，使表情变得平静，那么其身边的人对他的印象一定也会大为改观；当他与周遭的人的互动方式改变时，其人生也会随之转变，进而连整个社交圈都变得不同。

本书介绍的面诊法（望诊的一种），旨在从脸部的不对称、凹陷、肿胀等情况，判断一个人的内脏状态。简言之，从眼睛、鼻子、嘴巴等状态，可以掌握我们无法直接观察到的内脏状态。换句话说，只要知道每一种状态的应对方法，就可以达到预防重大疾病的目的，从而维持身体健康，让人生过得更有意义。

在脸部瑜伽和保健法两者相辅相成之下，各位亲身实践后，不仅会发现呼吸变得深沉，整个人也会更自觉神清气爽。通过内外调理，我们的脸会变得判若两人，甚至连人生也因此改变。我衷心希望更多人成为面诊法和脸部瑜伽的受益者，随时随地简单进行保健，从而拥有健康美丽的人生。

最后请允许我再次提醒各位“Change your face, change your life”，改变你的脸，人生也将跟着改变。

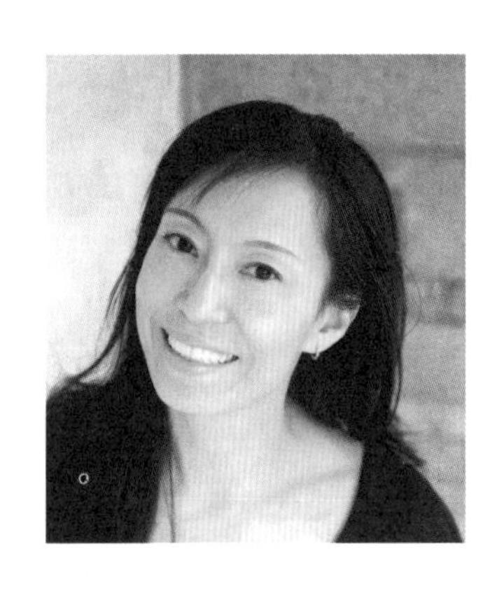

高津文美子（Takatsu Fumiko） 美国加利福尼亚州立大学文化人类学硕士，面诊法指导者，“脸部瑜伽”创始人。曾在加利福尼亚州立大学学习基本的人体骨骼、肌肉知识，以及因语言造成的脸部差异等，并在《金Suma》《所罗门流》等许多日本电视节目讲述相关内容，并成为热门话题。2009年结婚后，她将工作重心转移到美国，目前通过网络向全世界传递脸部瑜伽的相关知识。网页 http://kaoyoga.com（日语）、https://faceyogamethod.com（英语）。

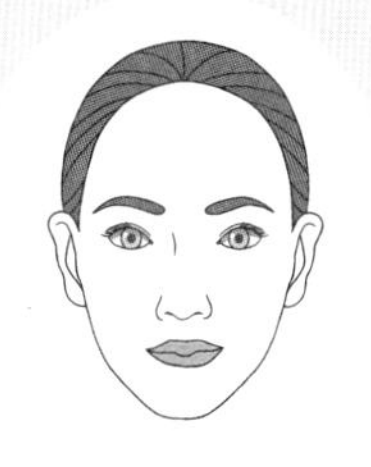

前 言
PREFACE

这本《奇迹面诊法》在杉本炼堂先生的鼎力相助下，终于得以问世。

炼堂先生以特有的感性知识阐明人类身体的运作机制，是一位传授如何与身体相处和保健的健康顾问兼指导者。他在 2003 年和 2004 年参与了日本政府指定的健康照护指导项目，以一般需要照护的人为对象，实践他独特的人体疗法，创下让近 90% 对象降低照护需求度的成绩。

本书的面诊法分为从体型、走路方式、姿势、手势动作等判断身体状况的面诊法，以及特别针对相貌、脸色、脸部的浮肿程度和整体对称感等掌握内脏状况的面诊法。通过上述方法，我们也可以掌握自己目前的身体状况。

追本溯源，面诊法是中医自古采用的诊断法之一。以前的医生也会仔细观察患者的脸色和身体，并触摸脉搏来诊断病情。

但是，目前的医疗主流已被各种血液检查和影像学检查所取代，会仔细观察患者身体的医生也减少了。虽然把脉的习惯仍在，但它主要的目的是测量心跳次数，就连以脉搏确认身体状况的方法，很多医学院都没有教授。

虽然检查手段发挥了很大的作用，但是身为医生，难道不应该在依赖这些影像学检查之前，先从眼睛看到的部分，包括脸和舌头的状态等，尽可能多地收集患者信息吗？

出于上述考虑，我在日常的诊疗中，都会观察患者的表情、姿势、走路方式、说话语气语调，还有脸部、手、指甲、舌头的状态。直到现在，每位工作伙伴都能理解我的诊疗方针，但是以前我常常被不懂望诊法的护理人员斥责：“医生，请你好好看诊！”因为他们觉得我只是在和患者聊天，根本没有在认真看诊。其实，我从患者进入诊室的那一刻起，已经开始仔细观察患者的模样。

我从 2000 年开始学习望诊法。我学习的长寿饮食法（基于日本的传统饮食，以糙米为主食的饮食方式）课程也包含望诊法的内容；接触之后，我对望诊法产生了兴趣，并且立刻将之融入日常诊疗中，结果发现其理论和患者实际身体状况的吻合程度非常高。目前，望诊法已经成为我确认患者状态的重要手段了。

从观察脸部和身体来推测一个人身体的病灶，除了可用来当作决定检查项目的参考数据外，对寻找已知疾病之外的可能生病的部分信息也有帮助。在治疗过程中，通过望诊法，可以确认患者身体状况是否好转、是否适用于现有的治疗方式，以及药物对身体的影响等。

除此之外，望诊法也可以成为提升患者对我的信赖的沟通工具。例如我看了患者的脸，主动询问："你最近是不是有便秘的困扰？""最近是不是睡得不太好？"结果患者在吃惊之余，也愿意向我吐露他的困扰："是啊。老实说……"2014 年，我在朋友的介绍下认识了炼堂先生，更加深入地学习了望诊法。他的理论和我所学的望诊法有许多共通处，让我确信身体状况和内脏器官的状态，的确会依照一定的法则显现在脸部等身体部位。

我试着将内脏器官状态与患者的症状一一对照，结果更加确认了炼堂先生提倡的望诊法是有效的，准确度也相当高。我现在都会把望诊法的讲义放在诊疗室，当作诊疗参考。

望诊法的优异之处在于，它能让人掌握自身的身体状况，如果发现病灶，也能够让人们通过炼堂先生自创的运动法进行自我保健。就临床医生的立场看来，其效果之佳与速效性之高是出乎意料的。

因此，在炼堂先生的协助之下，我以望诊法为基础，加上自身的知识与经验，汇整了一套可以用于掌握自己身体状况，以及进行自我保健的方法。望诊法包括从体型和姿势、手势动作、手脚、指甲和舌头等进行观察，但本书把焦点集中在大多数人每天都会从镜子中看到的“脸”上，介绍在望诊法中，只看脸部也能掌握身体状态的“面诊法”。

肌肤出现肿胀、凹陷、变色等某些变化时，可以根据出现变化的部位，推测身体哪个部位变得虚弱。在意疾病和症状的人，可以从症状和病名知道脸上会出现什么样的征兆。另外，本书也一并介绍了发现身体不适迹象时的正确应对方法。我会依照每一种疾病和病名，详细说明该配合望诊法的哪些运动，以及我平常建议患者积极摄取的食物和保健方式、日常生活中的注意事项。请大家务必将之当作自我保健的方法实践。

我从 2013 年开展“望诊法讲座”，几乎每次都座无虚席，反响相当强烈。在大阪，因为想参加讲座的人太多，我甚至举办了 2 场。我接到日本各地的邀请，走遍东京、名古屋、冈山、福冈、熊本、鹿儿岛。目前，我们的学生已经超过 600 名。从需求的强烈程度看来，我深深体会到“大家果然都很关心自己的身体状况”。

如果有越来越多的人关心自己的身体，并随时注意管理身体状况，我想预防疾病的效果也会随之提高吧。

我认为医生真正的工作是“让医生消失”。我开展望诊法讲座，正是希望能够提醒大家，不要把健康管理的工作交给医生，而是由自己负责、自己确认，在小症状演变成严重疾病之前，能够做好自我保健的工作。

每天早上照镜子时，如果发现有变化产生，就要提高警觉：“是不是内脏变得虚弱？”并积极摄取对某些器官有益的食物；如果对自己不良的生活习惯“心里有数”，也要立刻改善；如果感觉身体有某个部位停滞不畅，就多按摩该处。我相信仅靠这些改变，就能大幅改善身体状况。

如果能在小症状演变成重病之前就有所察觉，而且进行自我调理，就不需要看医生了。长久累积下来，对降低医疗保健费用的支出或多或少有些帮助吧。更重要的是，身体健康，才能让人的身心保持舒适愉快。

但是，我想请各位记住一件事：本书所介绍的面诊法，只是为了避免酿成严重疾病，或者说只是能够应付轻微阶段疾病的家庭保健法。即使可以在某种程度上从脸部出现的征兆，推测身体哪个部位变得虚弱，但也并不是“确诊”。已经明显发病，需要诊断与治疗的人，请务必前往医院就医。在经过自我护理，情况仍无改善的时候，也要立刻就医，以免错失及早处理的时机或做出错误的判断。不要过分相信自己的知识，有需要时全心仰赖专业的医生，也是非常重要的原则。

另外，对一般人而言，通过看别人的脸推测其健康状态是危险性很高的行为。尤其是不具备医疗资质的人，指出某个具体的病名，甚至提出“你最好减少药量”的建议等，都属于违法行为。即使不这样，只看别人的外表就随口进行各种推测，也可能会引起别人反感，甚至造成人际关系恶化。身为医生，我在私底下与人交往时，绝对不会带着这样的眼光去观察别人的脸。请各位仅把面诊法用于自我健康管理或家庭保健上。

我衷心希望通过本书，能够让更多人重视自己的身体。除此之外，为了能够进一步掌握自己的身体状况，学会保养自己的身体，也希望各位好好利用本书。

三浦诊所院长、医生　三浦直树

目 录
CONTENTS

1 Chapter 何谓面诊法？

2 Chapter 脸部各区自我检查法

3 Chapter 身体各种疾病的面诊法和自我照护

4 Chapter 一眼看穿心思的“里望诊”

1

Chapter

何谓面诊法?

面诊法是自古流传的诊察法之一

中医分为望诊、闻诊、问诊、切诊四种诊疗法（简称“四诊”）。望诊是通过视觉判断病情的方法；闻诊是通过味道和声音等使用鼻子和耳朵所得到的信息，以判断病情的方法；问诊是向患者询问并获取诊断必要的信息，以判断病情的方法；切诊是直接触摸患者的身体，以判断病情的方法。

本书介绍的面诊法，属于看脸判断病情的方法，所以包含望诊。除了从相貌、气色、脸部浮肿程度了解一个人的健康状态外，也能从皮肤肿胀、凹陷、一部分颜色变化、皮疹、黑斑、瘀青等表现，推测身体的状况。

不限于中医，从外观出现的变化诊察身体状况的方法，以前就广泛应用于世界各地的医学领域中。虽然无法得知具体的开始应用时间，不过早在出生于公元前 5 世纪，被称为“医学之父”的古希腊医生希波克拉底的时代，好像就已经存在这种面诊法。

在中国古代，僧侣曾是维持人们健康的得力助手。据说以面相把握一个人的性格与身体状况的“如是法”，是佛教的秘法之一。

另外，我的诊所所在的大阪，也是江户时代中期观相学的权威人物——水野南北的出生地。

水野南北小时候是个非常顽劣的孩子，据说有一次他被地痞流氓追赶时，有个会看面相的人告诉他“你的脸上出现了不祥的征兆”。为了摆脱死亡的命运，他逃进寺庙里发愿出家，结果住持向他提出条件：“如果你能在半年内积德，我就收你为弟子。”此后，他开始每天只吃小麦和黄豆，过着非常简朴的饮食生活。没想到过了半年，他又遇到上一次替他看面相的人。对方告诉他“你脸上的不祥征兆已经消失”，因而他得以顺利出家。

这个经历让水野南北从此对观相学产生了兴趣。为了进行研究，他曾经到理发店当学徒以便研究人的头部；也曾到澡堂做杂务，在帮人冲洗背部的时候分析人体的构造；甚至当过殡仪馆的工作人员，好利用这个机会调查人的体格和死因的关联。他呕心沥血，终于完成观相学大作《南北相法》。后来他广收弟子，连大名（领主）也慕名前来向他请教，事业蒸蒸日上，在大阪的船场盖了多达6所仓库。

如上所述，从人的相貌和体格可以掌握各种信息，其影响力甚至可左右其往后的运势，因此古人也将之应用于占卜和医学领域。

通过对人的眼睛、鼻子和耳朵进行诊察的医生，目前在日本几乎绝迹。医学系课程也不包括望诊法，所以，如果没有接触中医和阿育吠陀（印度的传统医学），我想大部分医生连怎么看也不得其门而入。

之所以有人揶揄“现在的医生只会看电脑屏幕，连患者的脸都不看”，是因为现在的医生只依赖检查数据作为判断病情的基准。

虽然血液检查和影像学检查对疾病的发现与确诊有很大帮助，但是当检查发现异常时，已经是发病之后。如果希望在“未病”阶段就能有所察觉，仔细观察出现在脸部等身体部位的异常就显得很重要。

我把替患者诊察的房间称为“咨询室”，里面只摆放沙发和桌子。因为里面连电脑也没有，第一次前来就诊的患者都很惊讶。当然，如果有必要，我会把笔记本电脑拿过来用。

我首先会仔细观察患者的表情、姿势、走路方式、说话语气语调等整体情况，再确认其脸、手、指甲、舌头的状态和脉搏，把这些无法仅通过检查数据就能了解的身体状态当作基本的诊疗项目。

这么做还可以得到额外的信息。举例而言，假设患者做了胃镜检查也没有发现异常，但如果发现他的嘴角破了，我就会推测“这个人的胃可能不太好”，会提醒对方在饮食上要特别注意胃部的保健，让他在身体发生严重不适之前就提高警觉。即使患者仍然需要接受血液检查和影像学检查，先通过观察脸部等身体部位，推测是身体哪个部位不适，也方便判断下一步要接受何种检查。

医生的职责是综合患者提供的所有信息来诊断病情。望诊是4项诊疗法之一，而面诊法是望诊的一部分，所以仅靠面诊法无法全面掌握患者身体的状况。即便无法全面掌握，但如同我在第2章所说，其实仅从脸部也可以得到大量信息。各位若能够掌握面诊法，我想一定能让患者在“未病”阶段就察觉到身体出现的不适，从而在维持健康方面派上用场。

另外，面诊法虽然自古就被广泛运用于世界各地，但每位提倡者提出的见解都各不相同。相貌和体质因人种而异，所以判断方式难免会出现国情上的差异。即使同在日本，除了前述的水野南北，还有提倡长寿饮食法的樱泽如一、创立西式健康法的西胜造等，大家对望诊法都有独特的看法，有些是英雄所见略同，但也有不同意见。

本书介绍的是杉本炼堂系统化的面诊法。我平常在诊疗时也会配合炼堂先生独创的面诊法，已确认他的理论和患者的身体状况相当吻合。请大家好好看看自己的脸，把它当作身体日常保健的重要一环。

为什么身体的不适会反映在脸上

不知道各位是否听过“碎形理论”。它的意思是局部会和整体呈现相同的形状，具备“自相似性”。说得直白一点，就是部分可以表现全体，全体也可表现部分。以身体为例，全身的状态会从一个细微的部分展现出来。比如，耳朵的形状就像胎儿头朝下脚朝上时的姿态，而且存在着与全身对应的反应点（参照第51页）。又比如“虹膜（位于瞳孔周围的圆盘膜状物）学”，认为虹膜与全身息息相关，看眼睛就能分析身体的健康状态。另外，刺激脚底和手掌的反射区以调整全身健康状态的反射区疗法，也是以从部分看全身的“碎形理论”为基础的健康法。指甲、牙龈和肛门，也会显露全身的状态。

同样地，脸部也会呈现全身的状态。将脸部与身体的关系加以系统化的学问就是“面诊法”。就像反射区疗法，只要看脚底和手掌就可了解全身的健康状态一样，只要掌握面诊法，就能清楚知道身体哪里不适。

“碎形理论”还有一点值得探究，就是全身的状态不仅表现在局部，若刺激该部位，呈碎形结构的其他部位也会受到影响。

根据炼堂先生的说法，手腕、脚踝、乳头等处都属于碎形结构。比如感觉脖子僵硬时，转动手腕和脚踝，或者捏住乳头和乳晕转动，可以改善脖子肌肉的僵硬。

另外，形状相似的部位也属于碎形结构。炼堂先生曾说形状和乳房相似的脸颊、后脑勺、肩胛骨、臀部、手掌大鱼际、小腿肚、脚跟都互有关联。

第 3 章的运动，也是基于碎形理论发展而来的。

身体不适的警示按顺序出现

身体不适时，第一阶段发出的警示首先出现在背部。例如总是固定用某一只手提袋子，不论左手或右手，或在工作或运动时不断重复某个动作，长时间保持同样的姿势看电视等生活习惯，一旦造成身体不平衡，肩胛骨周围和背部到腰部上方就会出现气血滞留不通的情况，导致活动时变得不灵活。

另外，如果和器官位置对应的背部出现气血滞留的情况，对心脏、胃、十二指肠、肝脏和肾脏等脏器都会造成影响。基于这一点，中医也流传着“背部肌肉僵硬与否和健康息息相关”的说法。

但是，人看不到自己的背部，手也够不着某些部位，所以即使出现身体不适的警示，也很难及时发现。因此，绝大多数情况下，大家都浑然不觉。

错过出现在背部的警示后，第二阶段的警示则会出现在脸部、手掌和脚底。因为背部气滞血瘀，这时候身体左右和前后都会失衡，演变成失去重心的偏差状态。如此一来，僵硬的一边会因为萎缩而上提，肥大的一边则因萎缩而下垂。这些都会反映在脸部的不对称、手掌和脚底的变化上。

身体在第一和第二阶段发出的警示，都是发生在我们身体各处平常不以为意的疼痛和不适。这种情况在日本称为“不定愁诉（原因不明的不适症状）”，也就是中医学的“未病”状态。值得注意的是，这个阶段尚未出现明显的自觉症状，所以大多数人很难注意到第二阶段的警示。过了这个阶段，器官、肌肉、骨骼会陆续产生疼痛等足以让人察觉的症状。但此时往往已经发展为“疾病”，需要疗养和医生的治疗。

重要的是，即使我们在第一阶段错失发现的机会，仍能在第二阶段及时开始自我保健。只要在“未病”阶段进行适当保健，就能够防止疾病进一步演变成重症，且利于进一步恢复健康。

为了达到这个目的，我们创造了能够在第二阶段察觉出现在脸部的警示的面诊法。与背部的差异在于，脸部是大多数人几乎每天都会照镜子看的地方。如果大家意识到自己的身体应该自己管理，并学习有关面诊法的正确知识，就能及时地察觉身体发出的警示。

倾听身体的声音

如同前述，“身体的不适首先会出现在背部”，大多数人的身体不适，都是因为身体某一部位歪斜，进而妨碍能量循环，从而导致气滞血瘀。

气血滞塞一旦产生，骨骼、肌肉、肌腱就会粘连，或者变得僵硬，导致活动困难。望诊法的出发点是利用舒缓肌肉僵硬的体疗法，让骨骼、肌肉、肌腱恢复动作自如，以促进停滞不行的血液、淋巴液、自主神经、气（中医中所谓的“生命能量”）的循环，最后让身体恢复原有状态。

另外，我心目中所谓的“健康身体”，必须能制造质量良好的血液，并使其顺利循环，使老旧废物能够顺利排出体外。反之，则会造成气滞血瘀，而身体就会出现各种不适的症状。

为了制造质量良好的血液，除了摄取优质饮食，也要尽量减少压力的“元凶”——自由基的产生；为了确保血液循环顺畅，除了呼吸和运动，有时候也需要提升体温等；为了排出体内的废物，粪便、尿液、呼吸、排汗这 4 个排泄途径也必须保持在正常状态。

望诊法的身体哲学和我的治疗方法的共通之处在于，“只要消除身体的气滞血瘀，恢复原本应有的状态就能维持健康”。而且，这是每个人可以独立实践的方法。“自己的身体自己治疗”，可以说是我和炼堂先生的共同口号。

除了重伤或骨折、罹患急症等需要立刻去医院的情况之外，只要及早发现身体不适，加以自我保养，大多能达到防止加重或加以改善的效果。

即使已经到医院就诊，比起完全依赖于医生的治疗，配合自我保健的患者的治疗效果也会更好。它不仅可以和医院的治疗相辅相成，使治疗提早见效，也有助于预防疾病复发。

即使服用药物或保健食品，若血液混浊、循环不佳的情况没有得到改善，其有效成分也很难及时输送到患部发挥作用。举例而言，纵使服用了价值 1 万日元的保健食品，实际吸收进去的却只有 10 日元的有效成分，也是枉然。所以我经常提醒患者，“为了提升药效，请务必自己保养自己的身体”。

具体该怎么做呢？

首先要做的第一件事，是和身体对话。

比如，有些人如果对着镜子端详自己的脸，可能会发现两侧眉毛的高度不一样；或者感受到身体有哪个部位特别用力。这表示即使本人浑然不觉，身体也已产生不适或问题。

有些人睡觉的时候朝固定一边侧躺；也有些人坐着时有跷二郎腿的习惯，会将左脚或右脚放在另一只脚上。这也代表身体某处出现了失衡，因此我们会下意识地想去弥补身体的不适。

换言之，我们尚未意识到的，身体已经在提示我们。

内心承受的压力，有时会反映在器官的不适上。例如容易愤怒的人，可能会有肝脏不适；常被迫接受不合理的条件的人，可能会喉咙不适；便秘的人，可能带着不为人知的烦恼，或者肛门周边即将酿成病变。看到这里，不知大家是否已经心中有数呢？

几年前，我为了扩充诊所的业务借了高额贷款，那时我的眼睛周围长出了小疙瘩。以面诊法来看，这是肾结石的征兆。肾脏的不适，是人内心恐惧的表现。高额贷款的压力以及对未来的不安与恐惧，果然没有逃过身体的“法眼”，因而发出警示。等到我顺利还完贷款，诊所业务步上正轨，眼睛周围的小疙瘩也自动消失了。

身体不只会发出警示，也会发挥某些功能，以督促我们改善身体的状况。中医认为“症状即治疗”，比如发热是身体抵御外邪所作出的反应。换言之，“疾病恶”的观念并非正确，症状也可能是为了改善身体状况的自然反应。

只要顺从身体的声音和反应，进行适当处理，身体自然会恢复原本的健康状态。为了掌握身体的要求，了解自己该怎么做才能恢复原本的状态，重要的是，平常要多留意身体的变化，知道身体的好恶。例如“这么吃身体会不舒服”“睡眠不足会有什么变化”“如果勉强自己会发生什么事”……这样的信息收集得越完整，越可以制作出一本为自己量身打造的“使用说明”。等到身体下次发出警示时，我们就可以在第一时间察觉，并把错误矫正过来，让身体恢复到健康的状态。

为了迅速掌握身体发出的警示，对着镜子端详自己的脸也是每天例行的“公事”之一。只要照镜子，就能从中找到答案。自己的身体哪里出了问题，该如何治疗，并非完全是医生的责任，而应该由我们自己倾听身体的声音，从自己的内在找出正确的答案。

面诊法，正是为了与身体对话而存在的一种重要手段。

2

Chapter

脸部各区
自我检查法

首先确认脸部的左右差异

接下来为大家介绍面诊法中的检查法。

首先对照脸部的左右两侧，寻找差异，解读身体的变化。看看是否一侧比较高，另一侧比较低；是否呈现不自然的肿胀或凹陷等状态。

第一，要确认脸的左右两侧高度是否不一样。如果是，就可以推测身体的某个部位出现不适。

具体的检查法如下：

❶ 站在镜子前，抬头挺胸。比较左右两肩的长度。

❷ 确认肩膀较短一侧的脸，比另一侧高还是低。

肩膀较短一侧的脸向上提的话，可能属于僵硬类异常，下垂的话可能是肥大、发炎类异常。从症状来说，**脑梗死、心肌梗死、肾结石、便秘等是僵硬类症状；脑出血、心肌肥厚、肝炎、腹泻等是肥大、发炎类症状。**

左右脸高低的检查法

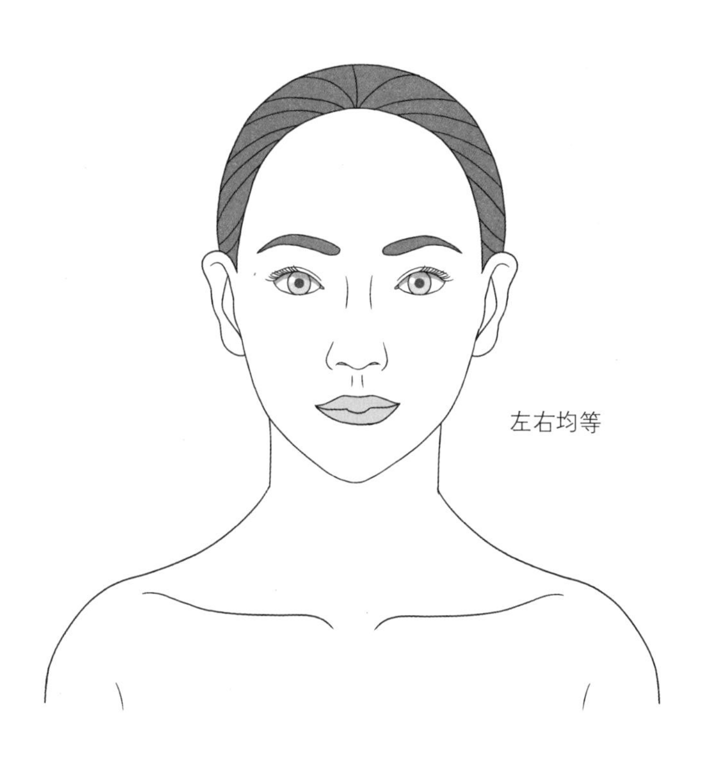

① 在镜子前面站直，比较左右两肩的长度。

② 确认肩膀较短一侧的脸，比另一侧高还是低。

肩膀较短的一侧，可能有下列异常。

❶ **左肩短而左脸上提→左侧身体可能出现僵硬类异常→有可能是脑梗死、心肌梗死、肾结石、便秘等征兆。**

❷ **左肩短而左脸下垂→左侧身体可能出现肥大、发炎类异常→有可能是脑出血、心肌肥厚、腹泻等征兆。**

❸ **右肩短而右脸上提→右侧身体可能出现僵硬类异常→有可能是脑梗死、肝硬化、肾结石等征兆。**

❹ **右肩短而右脸下垂→右侧身体可能出现肥大、发炎类异常→有可能是脑出血、肝炎、十二指肠溃疡等征兆。**

人体左侧有心脏、胃、大肠（结肠）等脏器，右侧有肝脏、十二指肠、直肠、肛门等。肾脏、肺、脑分布于左右两侧。

另外，从左右对称区域的大小、色泽变化也能察觉左右两侧的哪一侧出现异常。例如左眼小于右眼，表示左侧的骨骼、肌肉、器官等可能出现气滞血瘀的情况。如果置之不理，除了可能会引起左侧腰痛、膝盖疼痛，位于左侧的脏器也可能出现功能减退。

左右脸的差异（左侧肩膀较短）

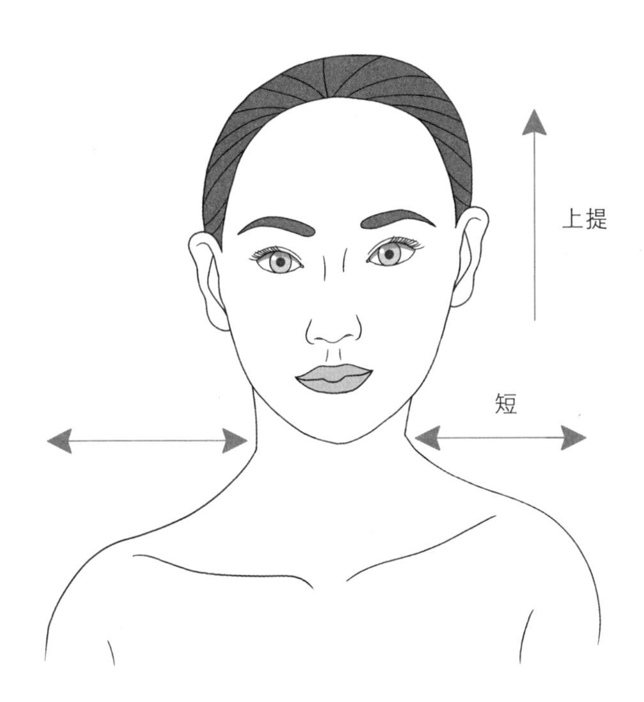

①左肩短而左脸上提→左侧身体可能出现僵硬类异常→有可能是脑梗死、心肌梗死、肾结石、便秘等征兆。

左右脸的差异（左侧肩膀较短）

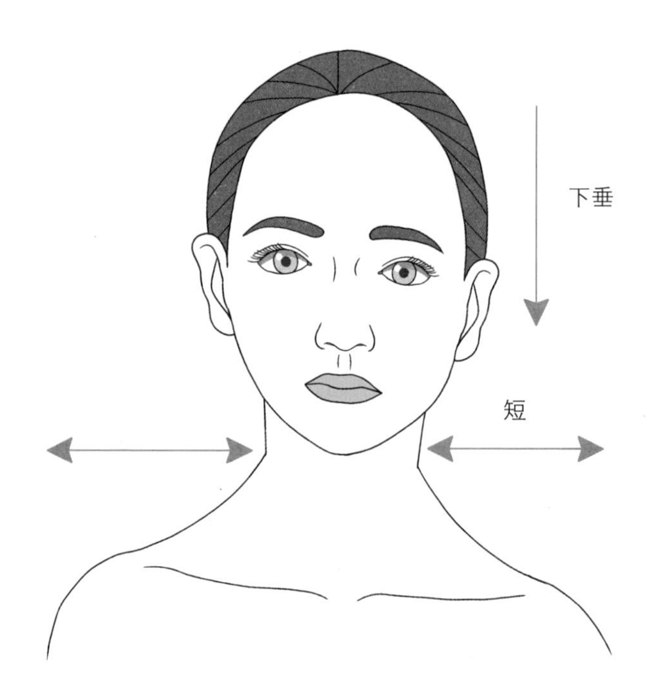

② 左肩短而左脸下垂→左侧身体可能出现肥大、发炎类异常→有可能是脑出血、心肌肥厚、腹泻等征兆。

左右脸的差异（右侧肩膀较短）

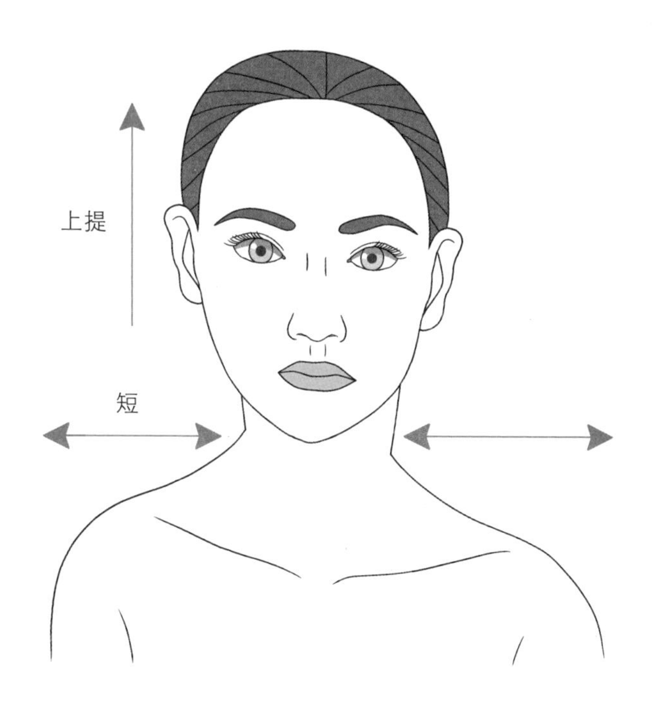

③ 右肩短而右脸上提→右侧身体可能出现僵硬类异常→有可能是脑梗死、肝硬化、肾结石等征兆。

左右脸的差异（右侧肩膀较短）

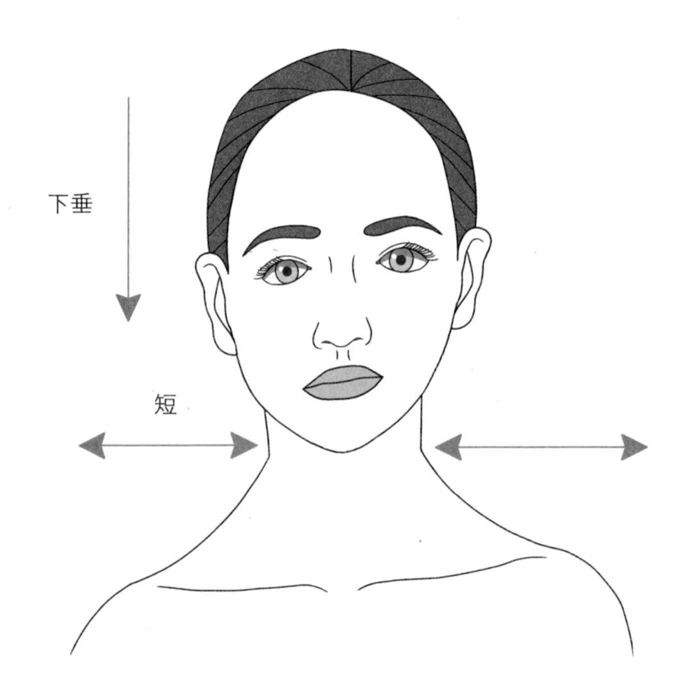

④ 右肩短而右脸下垂→右侧身体可能出现肥大、发炎类异常→有可能是脑出血、肝炎、十二指肠溃疡等征兆。

其他可辨识的脸部左右差异

• 左右眼睛大小不一样

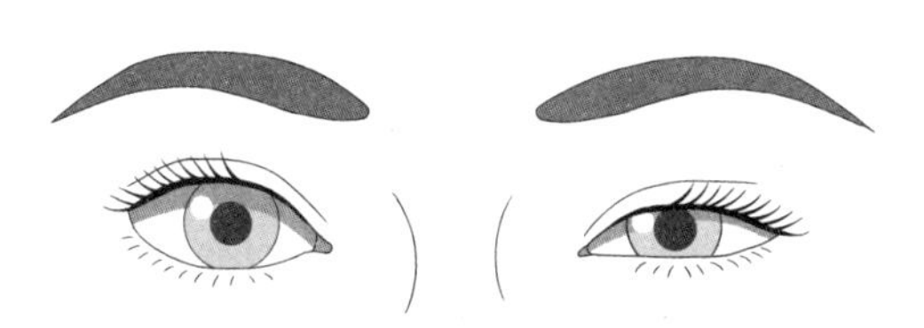

• 衣服起皱褶的情况

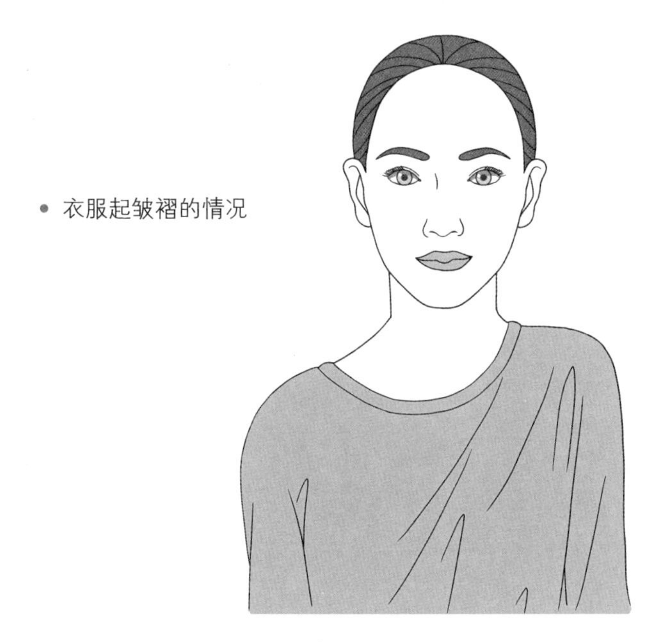

※ 一只眼睛较小和衣服一侧有皱褶，提示可能有身体不适情况。

如果脸部出现肌肉弯曲、肤色暗沉、不自然的肿胀或凹陷也一样，骨骼、肌肉、器官一旦异常，出现气滞血瘀，该处就可能产生异常。

左右侧之所以会呈现不对称，是因为身体部位出现问题时，就会不自觉地收缩。就像感觉疼痛时，我们会不自主地用力，将身体缩起来。身体内部一旦出现问题，即使我们自己毫无感觉，潜意识下还是会感受到疼痛与不舒服，使出现问题的部位收缩。看看衣服起皱褶的情况就明白了。只要身体任一侧收缩，收缩侧一定会产生皱褶，就像拉扯衣服时会产生皱褶一样。

新长出来的疹子、斑点、痣是身体异常的征兆

除了左右两侧的差异，从脸上长出的疹子、斑点、痣等异物，也可以解读身体的异常。重点在于注意变化，例如和平常相比，甚至和昨天相比的差异。脸上原本没有疹子、斑点、痣，如突然出现，有可能是体内出现变化所致。

现在人手一台智能型手机，拍照变得方便又容易，若养成每天自拍脸部的习惯，应该很容易发现脸部的变化。

我们可以根据疹子、斑点、痣的色泽变化，推测身体出现了何种异常。

- 红色代表心脏的血液循环功能、肺的呼吸功能、神经系统功能异常。
- 黄色代表肝脏与胆囊的分泌功能、胰脏与肾脏的排泄功能异常。
- 紫色代表肠的消化功能和神经系统、生殖系统、内分泌系统功能异常。
- 白色代表神经过敏，或肝脏、胆囊，尤其是胰脏与淋巴系统功能异常。
- 蓝色代表肝功能障碍、胰脏和脾脏功能异常。
- 褐色代表肠的消化功能、肾脏的排泄功能异常。
- 暗沉的颜色代表肠的消化功能、肾脏的排泄功能、生殖系统和内分泌系统功能异常。

上述变化很大程度上受到饮食生活的影响，所以改善饮食习惯，有助于让疹子、斑点、痣的颜色变淡，甚至消失。

当然，仅靠调整饮食，不一定能够完全改善上述异常。自己调养之后，如果还是不见改善或者已经出现明显的疾病症状，甚至怀疑可能罹患重大疾病时，请尽快就医检查。

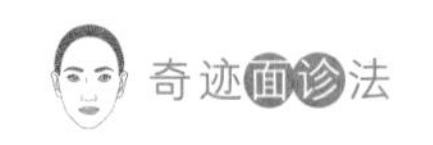

我们可以从疹子、斑点、痣的颜色，推测饮食摄入方面可能出现的问题。

红色：水果、酒精、甜食（砂糖等）、刺激性食品（辛香料）等摄取过量。

黄色：肉、蛋、鱼贝类、胡萝卜、南瓜等摄取过量。

紫色：水果和果汁、甜食、药物等摄取过量。

白色：脂肪等摄取过量。

蓝色：动物性食品、甜食、酒精、刺激性食品等摄取过量。

褐色：蛋白质与脂肪含量高的食品、甜食、水果和果汁等摄取过量。

暗沉的颜色：甜食、水果和果汁、药物等摄取过量。

另外，出现在脸上的黑斑或斑点，如果呈现清楚的外框轮廓，说明并非罹患重症，大多可以通过自我调养进行改善。

但如果外框轮廓并不明显，而是出现无数小点丛生的片状黑斑或斑点，为了保险起见，最好还是就医检查。

从脸上的疹子、斑点、痣得知的异常与饮食习惯

颜色	异常	饮食习惯
红色	心脏的血液循环功能、肺的呼吸功能、神经系统功能异常	水果、酒精、甜食（砂糖等）、刺激性食品（香辛料）等摄取过量
黄色	肝脏与胆囊的分泌功能、胰脏与肾脏的排泄功能异常	肉、蛋、鱼贝类、胡萝卜、南瓜等摄取过量
紫色	肠的消化功能和神经系统、生殖系统和内分泌系统功能异常	水果和果汁、甜食、药物等摄取过量
白色	神经过敏，或肝脏、胆囊，尤其是胰脏与淋巴系统功能异常	脂肪等摄取过量
蓝色	肝功能障碍、胰脏和脾脏功能异常	动物性食品、甜食、酒精、刺激性食品等摄取过量
褐色	肠的消化功能、肾脏的排泄功能异常	蛋白质与脂肪含量高的食品、甜食、水果和果汁等摄取过量
暗沉的颜色	肠的消化功能、肾脏的排泄功能、生殖系统和内分泌系统功能异常	甜食、水果和果汁、药物等摄取过量

脸部各区与器官的对应关系

除了通过脸部左右两侧的各种变化判断身体情况的方法，进一步比对脸部信号出现的位置，可以更清楚地掌握身体的异常情况。

头顶部对应肾脏与膀胱，额头对应小肠，眉毛对应牙齿，眉间对应肺和肝脏，眼睛对应肝脏，眼睛下方对应肾脏，鼻子对应心脏，鼻梁正中央对应胰脏，脸颊对应肺，嘴唇对应消化道，嘴巴周围对应生殖器官，耳朵对应内分泌系统和肾脏。

脸部各区域的色泽发生变化，出现弯曲、暗沉、肿胀或凹陷、疹子、斑点、痣等，提示对应脸部区域的器官已出现不适。

接下来我会详细解读，但提醒各位一点，使用面诊法确认自身状况时，为了避免遗漏，建议按顺序从头顶部、额头、眉间、眼睛、鼻子、脸颊、耳朵到嘴巴，也就是从上往下逐一检查。

脸部各区与器官的对应关系

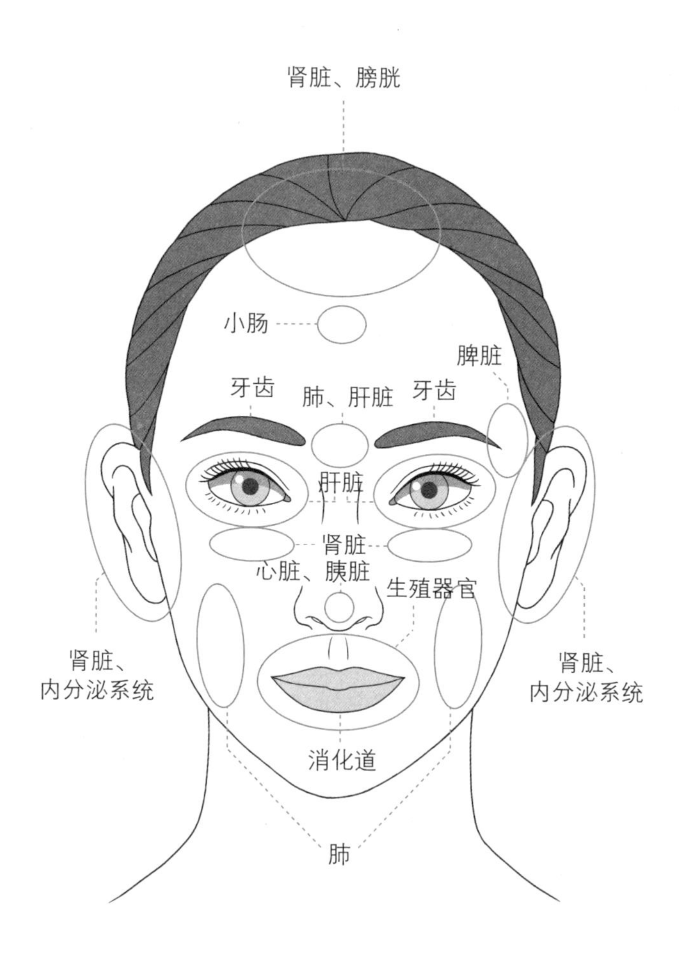

脸部各区的面诊法

接下来详细介绍脸部各区所标示的身体状态与疾病征兆，应该可以让各位多少有个概念。

头顶部

头顶部（尤其是发际）与肾脏和膀胱的功能有关。

肾脏的功能之一是以尿液的形态排出身体的老旧废物。用手指压头顶部时，如果觉得疼痛，或者偏头痛发作时，头顶部一带会感觉剧痛，可能代表肾功能下降，导致身体的排水功能变差，膀胱也可能出现异常。可能的症状或疾病包括手脚冰冷、漏尿、膀胱炎、尿道结石、肾结石等。

当肾功能减退时，内分泌系统也会出现异常。发际的发量变少，或许意味着肾功能下降，男性雄性激素的分泌量也会减少。

膀胱和内分泌的问题反映在嘴角一带。产生肾结石等肾脏问题时，眼睛下方有时也会出现异常，建议同时仔细确认。

额头

额头与小肠相关。如果按压额头时会痛，或者出现颜色和周围不一样、黑斑或疹子等变化，都是小肠虚弱的征兆。

小肠变得虚弱的原因是咀嚼不足。如果食物没有被充分咀嚼就吞下，会加重小肠的负担，导致便秘或腹泻等排泄不顺、胃下

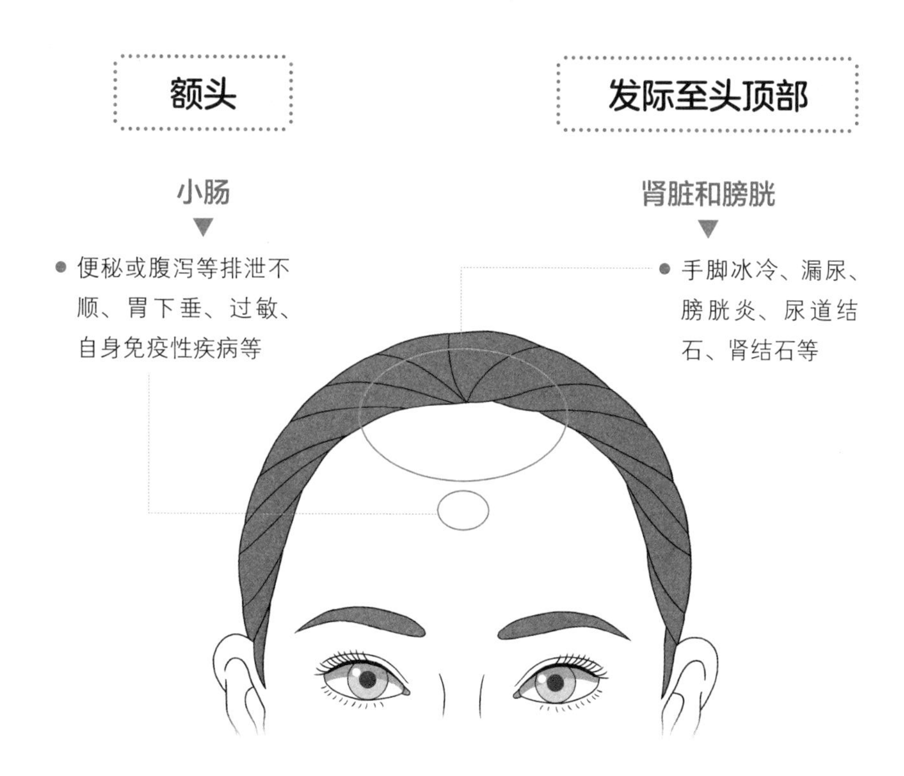

垂等。

不仅如此，如果肠道不健康，免疫力（战胜疾病的力量）会跟着下降，甚至诱发过敏和自身免疫性疾病等。从嘴巴吃进去的食物被小肠的绒毛细胞直接吸收后会进入血液，换言之，如果小肠没有充分发挥其功能，就无法制造出质量优良的血液，进而成为很多疾病发生的根源。所以请务必检查额头是否出现异常。除了额头，下唇的右侧也会反映小肠的状态。

眉间

若两道眉毛之间长出横向的纹路，有可能是肺功能减退。除此之外，出现在眉间的变化，主要反映的是肝脏的状态。

若眉间长出纵向的纹路，表示肝脏也可能长出纵向的纹路。这意味着肝脏因为负担过重而导致肝功能衰退。如果肝功能下降，血液无法得到充分净化，就会在体内循环成为混浊的血液。如此一来，会造成我们心情焦虑不安，连眉间的纹路也变得更深。眉间的纹路变得越多或越深，肝脏质地也会变得越硬。

如果没有出现心神不宁，也没有做激烈运动，却发现眉间发红，代表可能罹患了肝炎。主要原因是饮酒过量或刺激性食品摄

眉间：反映肺和肝脏的功能

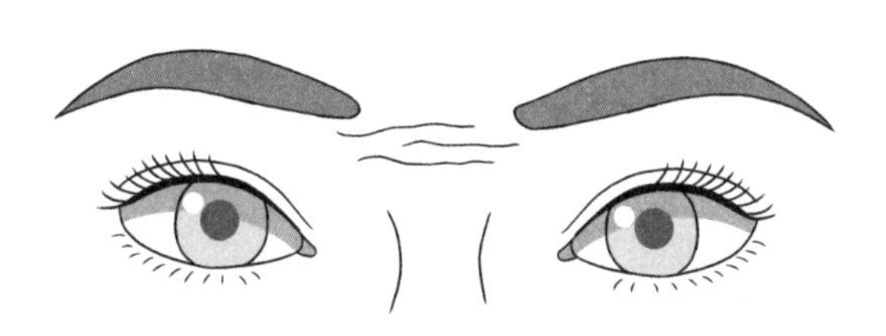

● **横纹**

肺功能下降

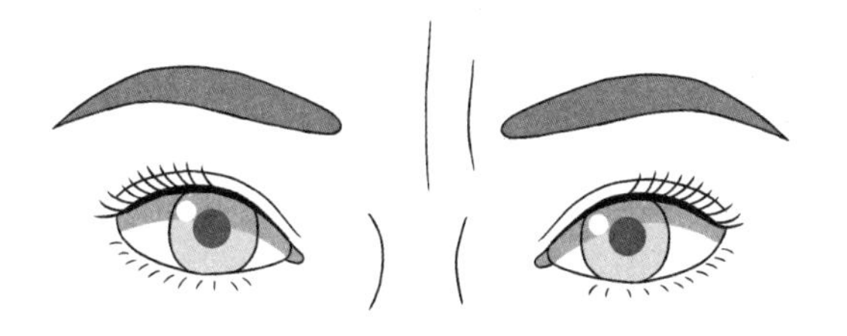

● **纵纹**

肝功能下降

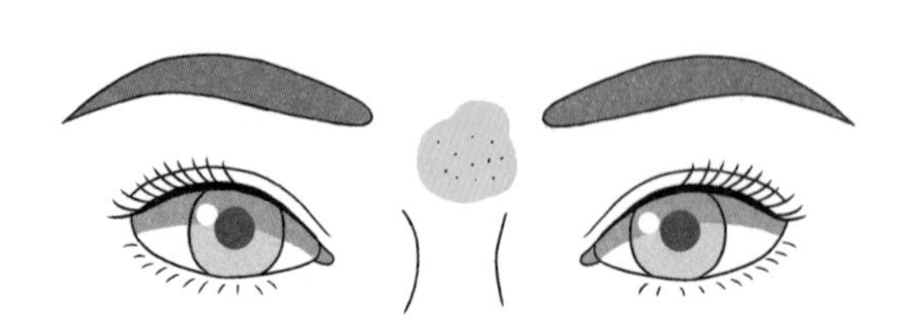

发红

肝炎的征兆

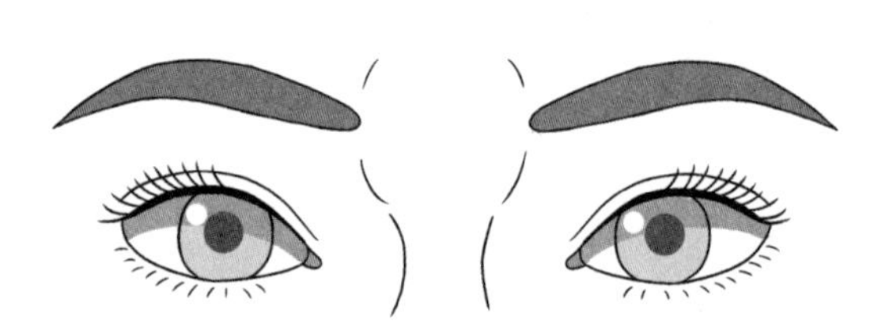

中间肿胀

肝脏肥大或脂肪肝的征兆

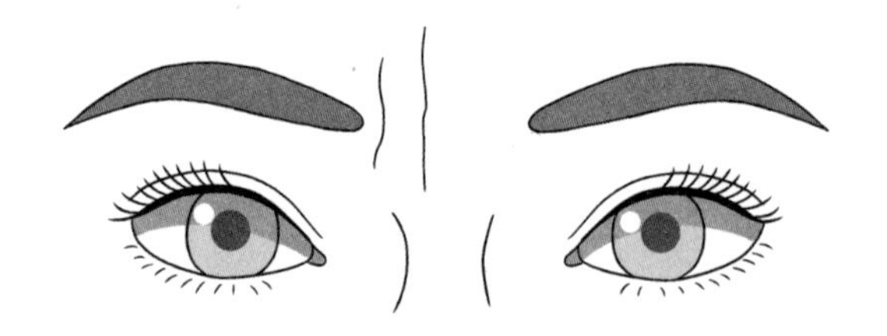

右侧有纹路和肿起

糖尿病的征兆

取过量。但肝脏也可能因为骨骼歪斜而受到压迫。

如果发现眉中间肿胀，可能是肝脏肥大或脂肪肝的征兆。原因和摄取过量的甜食和动物性蛋白质有关，所以征兆还包括中性脂肪水平过高的血脂异常。中性脂肪水平高的人，上眼皮和下眼皮有时候也会长出黄色的脂肪粒。

特别要注意的是，如果眉间右侧有纹路和肿起，有可能是糖尿病的征兆。分辨难度有点高，但还是要提醒大家仔细检查。

另外，肝脏的状态也会反映在眼睛上。详细解说请参照第38页“眼睛”。

眉毛

眉毛有时候也会反映牙齿的问题。首先把眉毛分为7等份，从最内侧往外依序分为1～7段，其中5～7段尤其会反映牙齿的状况。举例而言，如果有缺牙，与牙齿对应位置的眉毛会比较稀疏。牙根化脓时，与其对应位置的眉毛会发白（参照彩插第3页）。

炼堂先生认为大多数人的面部神经痛源自牙根化脓。饱受面部神经痛之苦的人，最好到牙科仔细检查，或许是牙齿出现了

眉毛：反映牙齿等问题

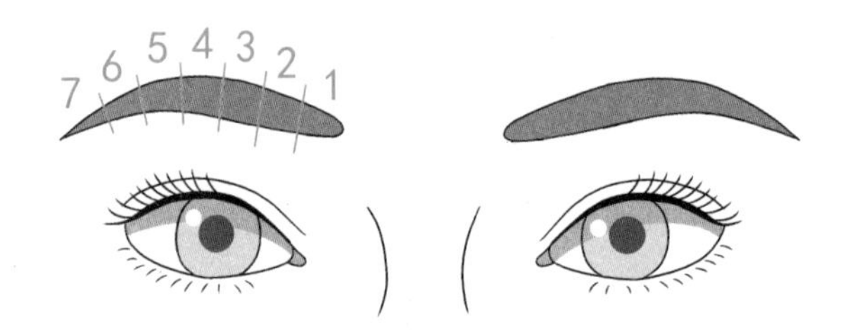

● **分成 1 ～ 7 段**

5 ～ 7 段反映牙齿的状况

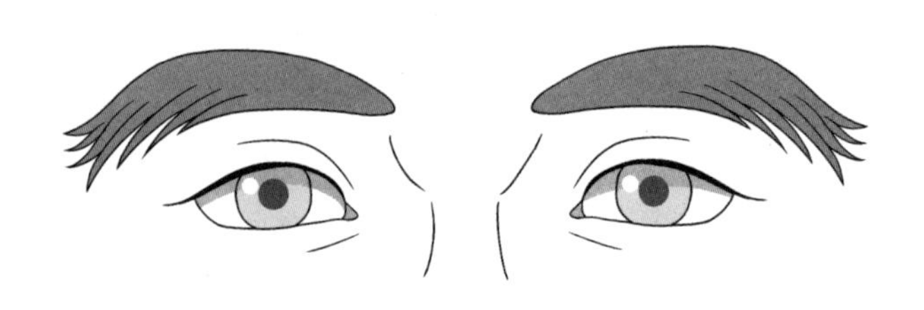

● **长眉毛**

长寿的象征

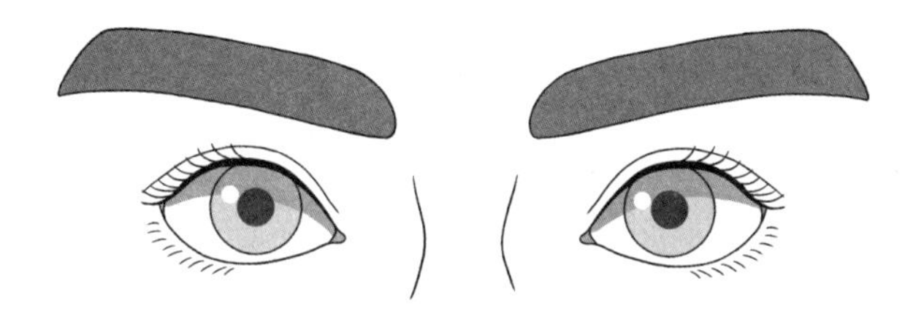

- **粗眉毛和浓密的眉毛**

  生命力旺盛

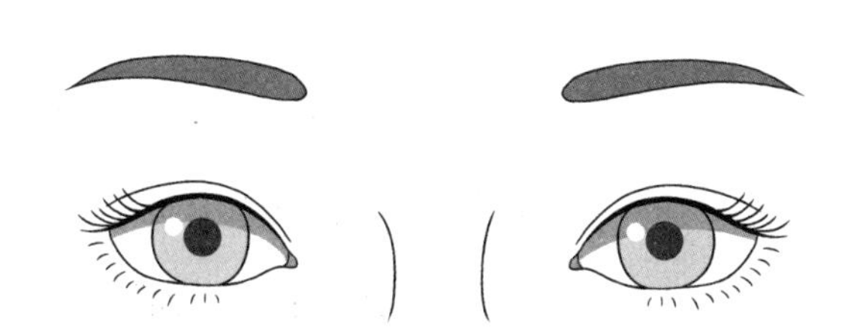

- **眉毛变细或变短**

  精神或身体可能出现某些变化

异常。

长寿饮食法（以日本的传统饮食为基础，以糙米为主食的饮食法）的望诊法中，眉毛被视为生命力的象征。长眉毛是长寿的象征，眉毛的粗细和浓密程度与生命力的强弱成正比。眉毛变细或变短的时候，表示精神或身体可能出现了某些变化，必须特别注意。

眼睛

俗话说“眼睛是灵魂之窗”，光从眼睛就可以了解一个人的全部，包括身心等各方面状态。在有些地方，通过观察虹膜（位于瞳孔周围的圆环膜状物）以掌握身心状态的“虹膜学”经常应用于医学领域。

另外，眼白的部分也对应身体的许多部位，所以发展出从眼白的颜色和斑点推测身体哪些部位出现异常的方法。不过，本书的重点是面诊法，所以只介绍出现在眼睛的征兆。

面诊法认为眼睛和眉间一样，反映肝脏的状态。发生急性肝功能障碍时，眼眶会发红。按压右眼球斜上方时，如果感觉疼痛，表示肝脏负担加重，可能引发某种障碍（轻压眼球即可，不

眼睛：反映肝脏问题

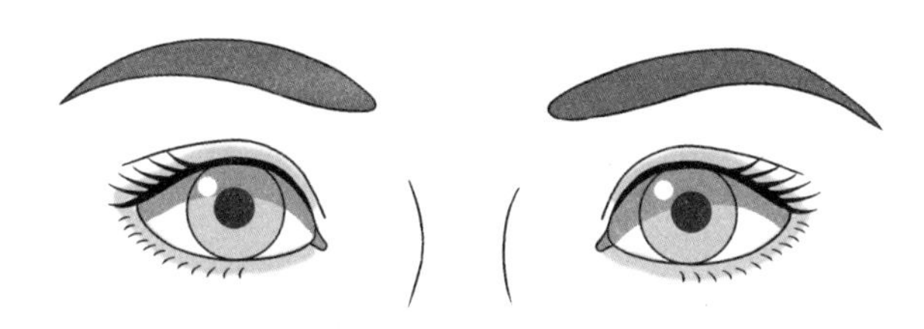

- **眼眶发红**
  急性肝功能障碍

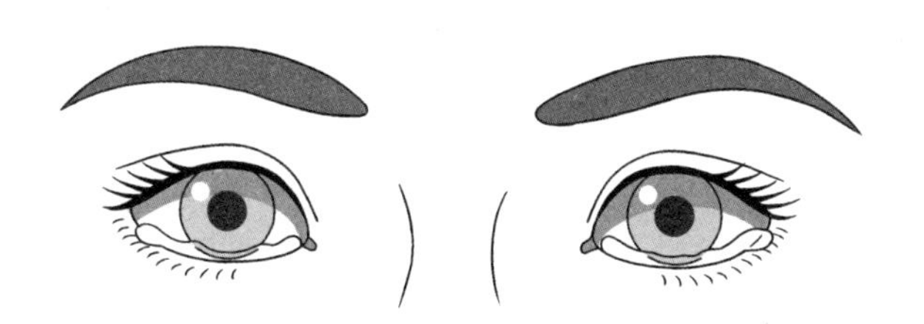

- **容易流眼油**
  肝功能下降

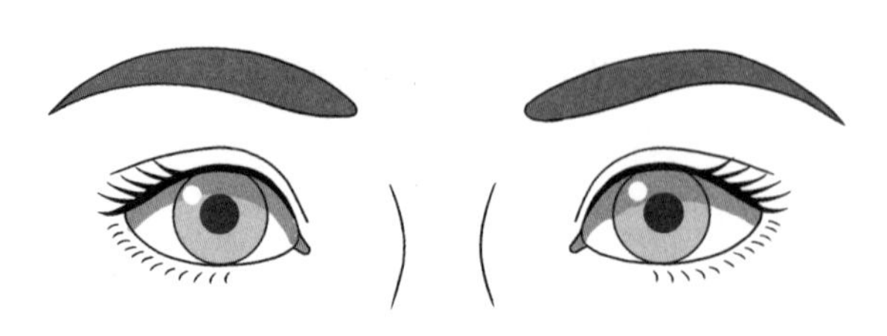

- **眼白整体发黄**

黄疸

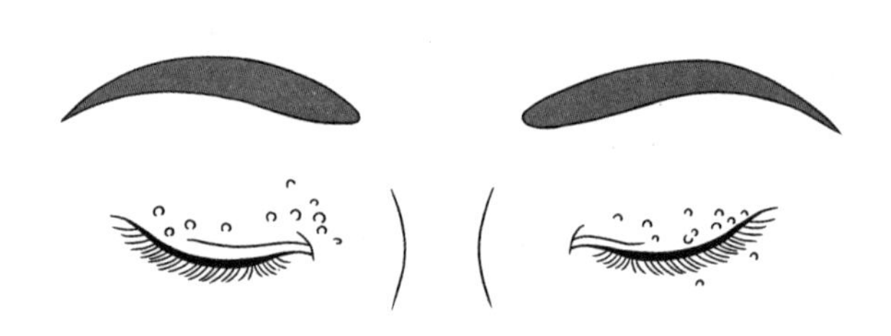

- **眼睑出现黄色的脂肪粒**

中性脂肪水平过高

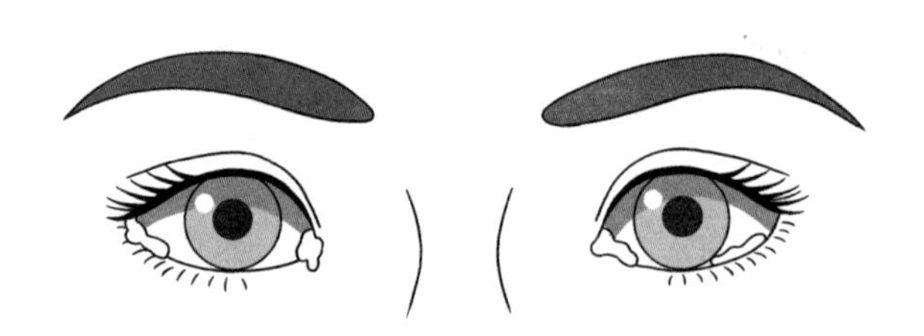

- **眼屎多**

乳制品摄取过量

可用力到导致视线模糊的程度）。容易流眼油的人，可能是肝功能下降。

眼白整体发黄时，表示肝脏状态进一步恶化。眼睛的血液循环、淋巴液循环变差，可能出现黄疸。与其说是征兆，不如说是病情已发展到相当严重的程度。事实上，出现黄疸的人，几乎都已到医院接受治疗。

另外，在第 35 页“眉间”部分已经提过，若上眼睑和下眼睑出现黄色的脂肪粒，可能是中性脂肪值水平过高，原因是油、砂糖、蛋、乳制品摄取过量。眼屎多的原因也是乳制品摄取过量。长出疹子和出现眼屎，是身体排出摄取过量的食物成分的途径之一。

眼睛下方

眼睛下方对应的区域是肾脏。

饮酒过量、深夜进食等，会增加肾脏的负担，影响代谢的顺利进行，造成眼睛下方浮肿。换言之，眼袋浮肿、松弛的现象，是肾脏不堪负荷的征兆，也可能是肾脏肥大的前兆。除了饮酒和吃夜宵的习惯，对专门解毒的肾脏而言，摄取过量化学物质也会增加其负担。

眼睛下方的眼袋，表示肾脏的健康状况。一般而言，人体在上午10点至下午2点是“消化的时间”，晚上10点至凌晨2点是“代谢的时间”。若要维持正常的身体功能运作，我们应该在消化的时间进食，让肠胃在代谢的时间净空、就寝。如果扰乱了正确的作息时间，常常在代谢的时间进食，在消化的时间睡觉，则会加重肾脏的负担，使肾脏僵化的程度日益严重。另外，化学物质和药物过量蓄积于体内，还有过度的性行为，也会使眼袋变得明显。

若眼角下方长出小疙瘩，表示有肾结石的可能。有2个小疙瘩表示可能有2颗肾结石，有1个表示可能有1颗肾结石。另外，如果小疙瘩的颜色偏白，表示是钙结石；如果发绿，可能是脂肪类结石。

此外，在眼睛正下方出现的小疙瘩是脂肪粒，形成的原因大多是乳制品摄取过量。

按压眼睛下方会痛的人，可能是精神压力太大。若只能隐藏真心，戴上假面具与人交往，会产生很大的精神压力。从事服务业的人常出现这种情况，工作性质使然，他们必须压抑自己的情绪，讨好对方。强颜欢笑会使脸部变得僵硬，后遗症就是反映在

眼睛下方：反映肾功能

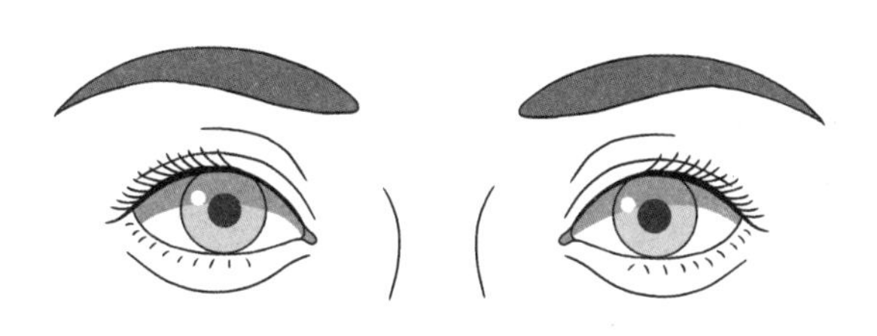

- **眼睛下方肿胀、松弛**

  肾脏肥大的征兆

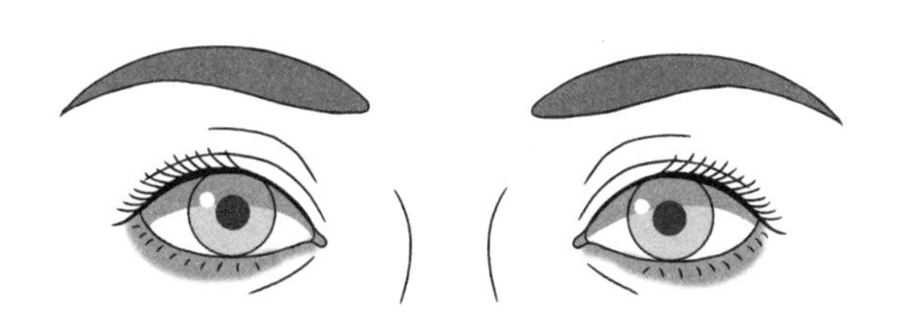

- **眼睛下方有眼袋**

  肾脏僵化

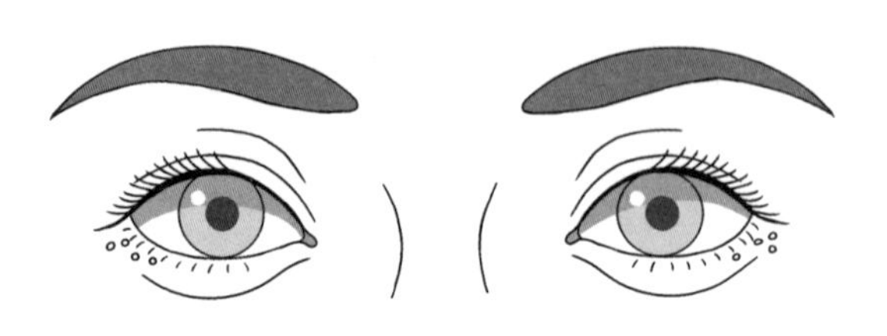

- **眼角下方有一粒粒的小疙瘩**
  可能有肾结石

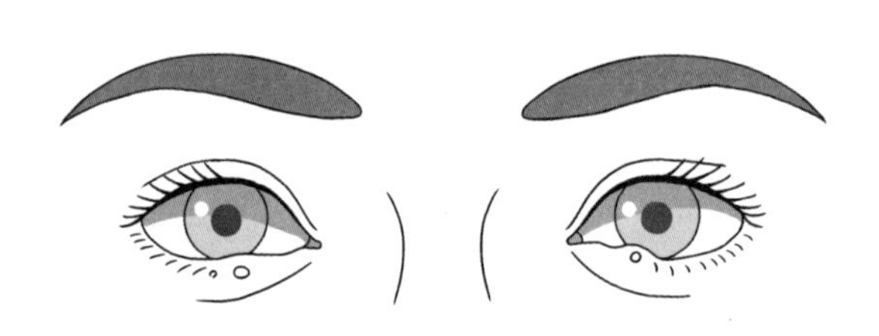

- **眼睛正下方有小疙瘩**
  中性脂肪水平过高

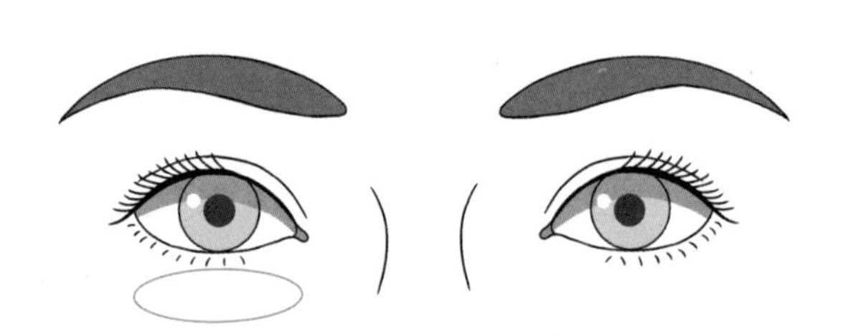

- **眼睛下方按压会疼痛**
  压力大、腰痛的前兆

眼睛下方的疼痛。

如果置之不理，就会波及眼睛下方对应的肾脏，使肾脏承受沉重的负担。如肾脏的负担变大，肾脏所在的后背、臀部上方也会变得僵硬，最后导致腰痛。

鼻子

鼻子反映了心脏的状态。鼻头总是发红的人，表示心脏的负担很大。血压不稳定，一直居高不下的时候，鼻头也会发红。

若心脏的状态持续加重，鼻子表面的毛细血管会浮现，使鼻头颜色从红色转为紫色。严重到这一步，表示有心力衰竭的风险，必须及早处理。

鼻翼反映心室的状态。如果左鼻翼发红，右鼻翼没有发红，可能是瓣膜性心脏病（心脏的 4 个瓣膜当中，有一部分出现功能障碍的状态）的征兆。

另外，鼻梁的正中央是与胰脏对应的部位。如果这里变成青黑色，表示胰脏可能变得衰弱。胰脏是分泌胰岛素的重要脏器，而胰岛素是降低血糖的激素。胰脏的衰弱和糖尿病息息相关，必须多加注意。

鼻子：反映心脏和胰脏的状态

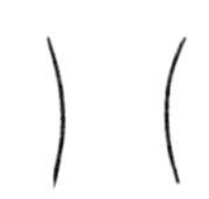

- **鼻头发红**

  心脏负担很大，是高血压的征兆

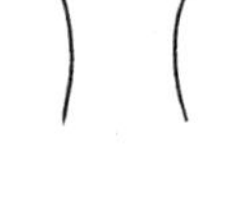

- **鼻子表面有毛细血管明显浮出、鼻头发紫**

  有心力衰竭的危险

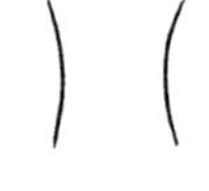

- **左右鼻翼的颜色不一样**

  瓣膜性心脏病的征兆

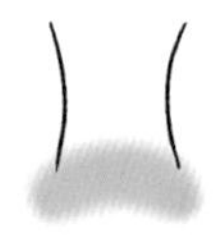

- **鼻梁正中央呈青黑色**

  胰脏功能下降，是糖尿病的征兆

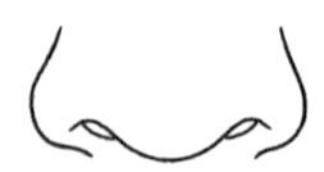

脸颊

脸颊会呈现肺功能减退的征兆。尤其是鬓角前端的皮肤如果泛黑，表示肺功能可能减退。

身边如果有一些“重量级人物”，他们之中有的人脸颊泛黑，这是因为身体过于肥胖而压迫到肺部。右侧脸颊泛黑表示右肺受到压迫，左侧泛黑的话代表左肺受到压迫。有吸烟习惯的人也容易出现这种情况。

肺下部气滞血瘀时，眉间有时候会出现横纹，要记得一并确认。除了肺部，脸颊有时也会反映乳房的异变。如果发现颧骨上方肿胀，可能提示乳腺炎。若肿胀程度很明显，大多代表有硬的肿块；若不明显，则是软的肿块居多。

脸颊：反映肺功能

- **鬓角前端的皮肤泛黑**

  肺功能可能减退

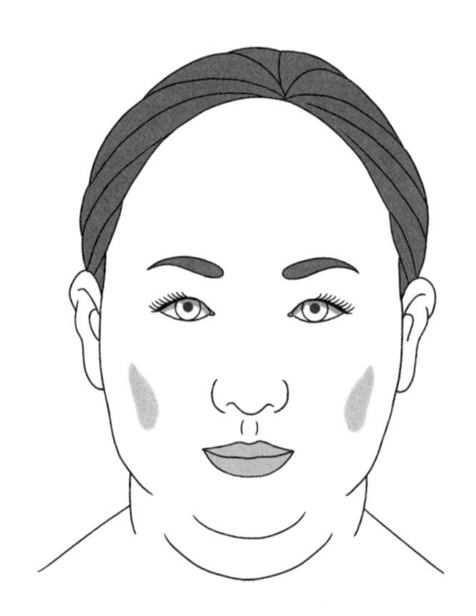

过胖和有吸烟习惯的人，脸颊泛黑的概率高

一侧脸色泛黑的人，肺功能可能减退

颧骨上方肿胀

可能是乳腺炎的征兆

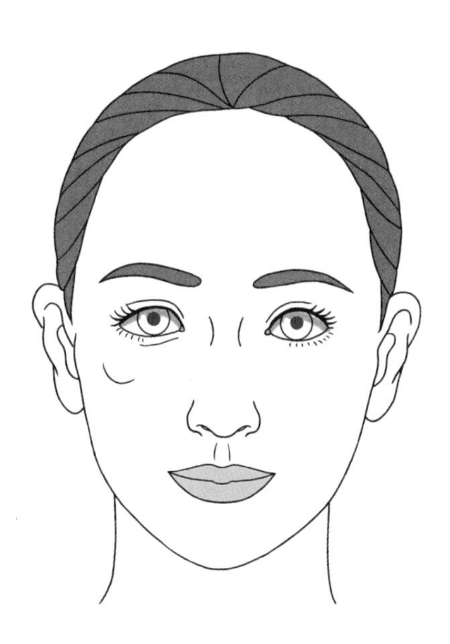

肿胀的程度很明显，是硬的肿块

肿胀的程度不明显，是软的肿块

耳朵

耳朵反映的是肾脏及内分泌的状态。

耳朵僵硬，或是有单边发红的现象，可能是内分泌失调，也有可能是围绝经期综合征引起的，必须多加注意。

当耳朵的皮肤整体变得粗糙时，可能罹患肾脏疾病。顺带一提，如果只有耳朵的上半部变得粗糙，可能是冻伤或皮肤癣加重。

另外，和眼睛一样，耳朵也是反映全身状态的部位。中医自不用说，现代医学也采用耳穴疗法。耳朵的形态宛如人体头朝下脚朝上时的姿势，可以在耳朵上找到与身体各器官对应的反应点。

按照这个理论推断，最让人一目了然的莫过于脑卒中的前兆。因为耳垂相当于头部的反应点，如果发现耳垂出现很深的纹路，表示有脑梗死和脑出血发作的风险。可以参照第 90 页，在情况恶化之前，采取预防与改善的对策。

在前面第 45 页“鼻子”部分已经提过，“鼻头发红表示心脏可能会有问题”，同样地，穿耳洞的时候也要特别小心。因为在为耳垂打洞的时候，有可能使相关的后脑勺受损。除了头部之

耳朵：反映肾脏及内分泌的状态

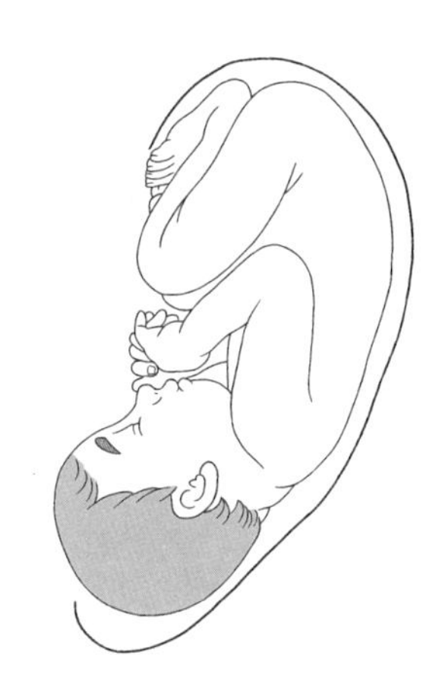

- **耳朵僵硬或单边发红**

  内分泌失调，也可能是围绝经期综合征

- **耳朵的皮肤整体变得粗糙**

  有出现肾脏疾病的可能

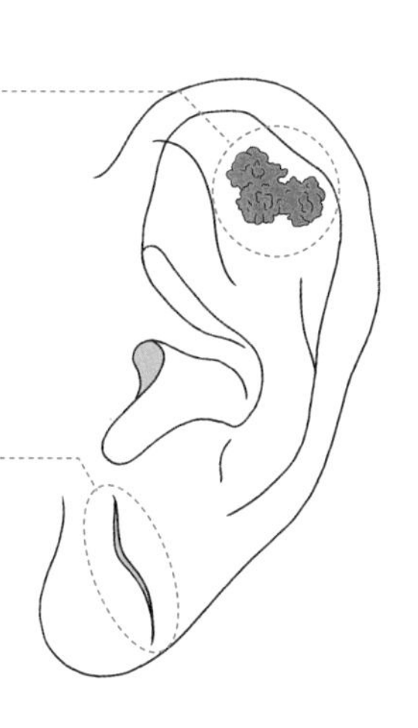

- **只有耳朵的上半部变得粗糙**

  可能是冻伤或皮肤癣恶化

- **耳垂出现很深的纹路**

  有脑梗死和脑出血发作的危险

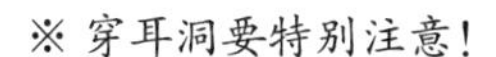

外，耳朵打洞的位置对应手或脚的位置，也常会引起手臂疼痛或脚痛。

炼堂先生在50岁生日时，收到其女儿送的耳环礼物。于是他在左耳打洞，没想到左肩和脖子痛得连动都动不了。听了治疗人员的建议，他取下耳环，随后肩膀和脖子的疼痛不治而愈。

是否适合戴耳环，因人而异，大体说来，都可以正常佩戴。不过，如果发现与打洞位置对应的身体部位产生不适，不妨先把耳环取下来。

嘴巴

嘴巴是食物进入人体的入口，也是消化道的起点。肛门则是消化道的终点，负责排出无法吸收消化的食物残渣。所以，嘴巴会如实地反映消化道的状态，包括胃、肠和肛门。

消化道扩张过度而变得松弛无力时，嘴唇会肿胀。另外，若嘴唇出现溃烂或暗沉的斑点，表示消化道可能出现了溃疡和瘀血。

具体而言，上唇反映胃的状态。特别是当上唇左侧干裂，或者破皮流血时，可能是由于压力过大或刺激性食物摄取过量，造

嘴巴：反映胃、肠和肛门等消化道状态

- 嘴唇肿胀
  消化道过度扩张，变得松弛无力

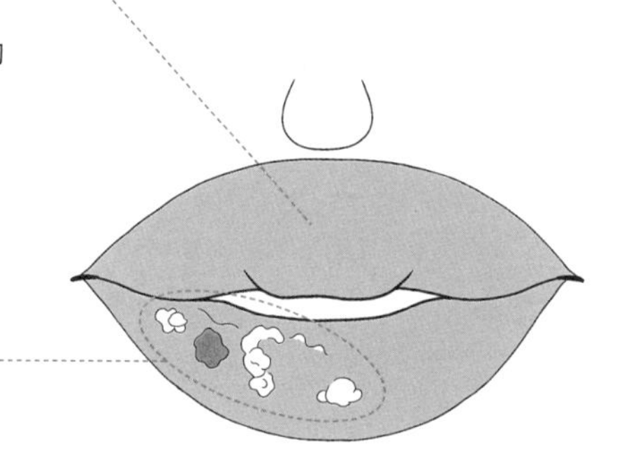

- 嘴唇出现暗沉的斑点或溃烂
  消化道可能出现溃疡和瘀血

- 上唇左侧干裂，破皮出血
  胃的上半部不适

- 右侧上下唇交界处破裂
  胃的下半部和十二指肠不适

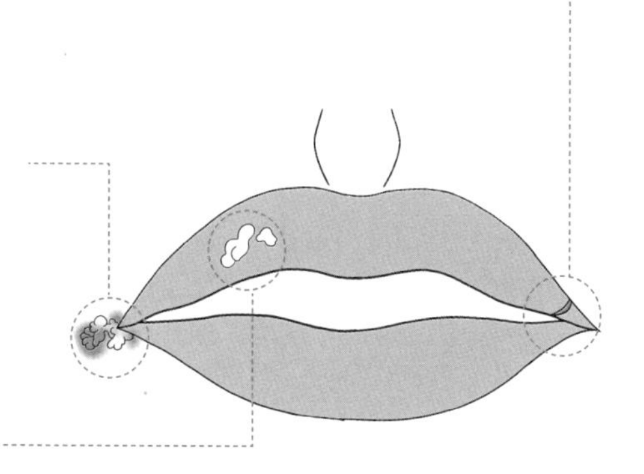

- 经常长出水疱
  可能是消化道溃疡的征兆

- **下唇右侧**
  小肠

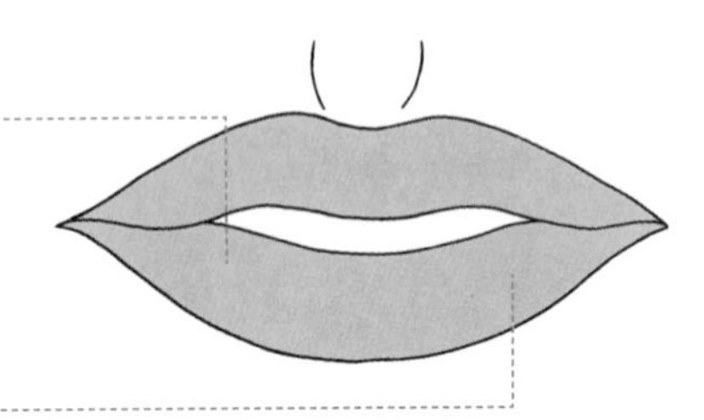

- **下唇左侧**
  大肠

- **嘴唇向左上歪，或是下唇左侧肿起，出现黑斑或红斑**
  便秘

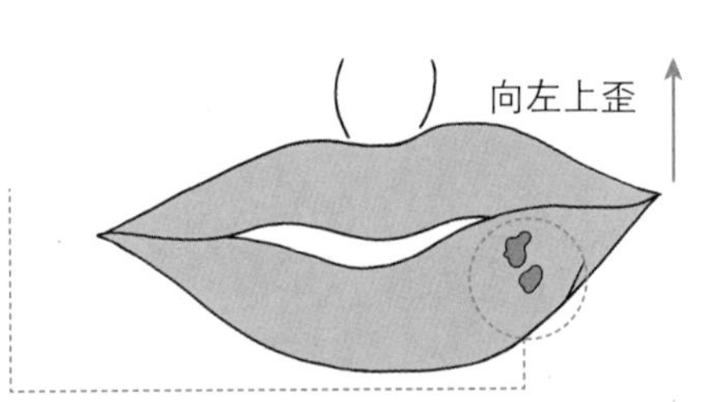

- **嘴唇向左下歪，或是下唇左侧干燥发白**
  腹泻

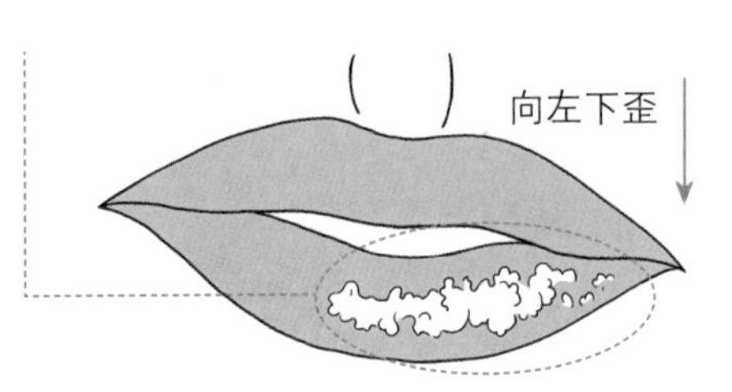

- **下嘴唇中央裂开**
  肛裂

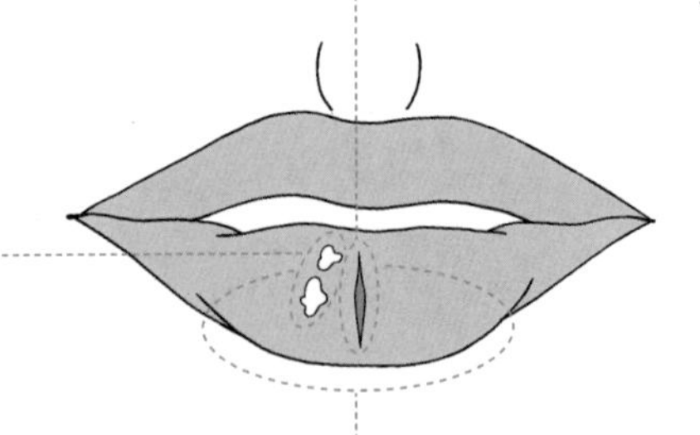

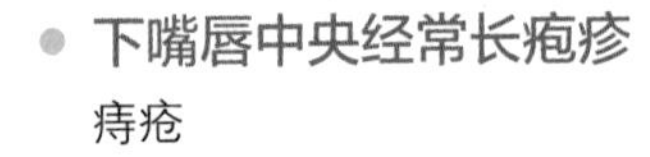

- **下嘴唇中央经常长疱疹**
  痔疮

- **下唇中央隆起**
  脱肛

成胃的上半部不适。若是右侧上下唇交界处破裂，可能是饮食过量和咀嚼不足，导致胃的下半部和十二指肠的负担加重。如果嘴唇经常长水疱，表示有消化道溃疡的可能。

下唇反映肠的状态。右侧对应小肠，左侧对应大肠。嘴唇向左上歪，或是下唇左侧肿起，出现黑斑或红斑时，表示可能有便秘。习惯性咬下唇左侧的人因为便秘，所以下意识希望通过咬的动作来刺激肠道。

相反，嘴唇向左下歪，或是下唇左侧干燥发白时，则可能是腹泻。肛门的状态会反映在下唇的中央。这个位置裂开时表示有可能有肛裂；如果经常长疱疹，表示可能有痔疮；如果隆起，则可能是脱肛（直肠脱垂，从肛门露出来的状态）。

嘴角

嘴角反映生殖器官的状态，尤其是女性。举例而言，嘴角泛黑可能是性激素分泌减少的征兆。

另外，嘴角变红时，表示生殖器官正承受压力，或是阴道发炎。到了怀孕后期，有时女性也会出现嘴角泛红的现象。

如果嘴角总是长水疱难痊愈，可能提示有白带过多的问题。

这表示可能已罹患性病或妇科疾病，建议及早到妇科就诊。

嘴巴上方（上唇）肿起，向外突出的时候，表示耻骨的边缘可能也向外突出，萎缩变硬。按压耻骨边缘时，应该会觉得痛。这是因为咀嚼不足，胃肠受到压力，导致僵化的胃肠往下沉，压迫到耻骨，造成疼痛。若耻骨边缘僵化，将会影响血液和淋巴液的循环，可能会造成男性前列腺或女性子宫等生殖器官僵化萎缩等。

加上唾液与性分泌物相关，如果咀嚼不足，唾液的分泌会跟着减少，并影响性分泌物的产生。其结果除了会诱发各种女性妇科疾病及男性前列腺增生、勃起功能障碍，甚至可能导致不孕。

胃肠的位置一旦下降，尿道括约肌（位于肛门和尿道周围的环状肌肉）也会受到压迫。因为耻骨边缘僵化，造成括约肌无法顺利收缩，所以，有尿频或漏尿困扰的人，上唇会有向外突出的倾向。

嘴角：反映生殖器官的问题（尤其是女性）

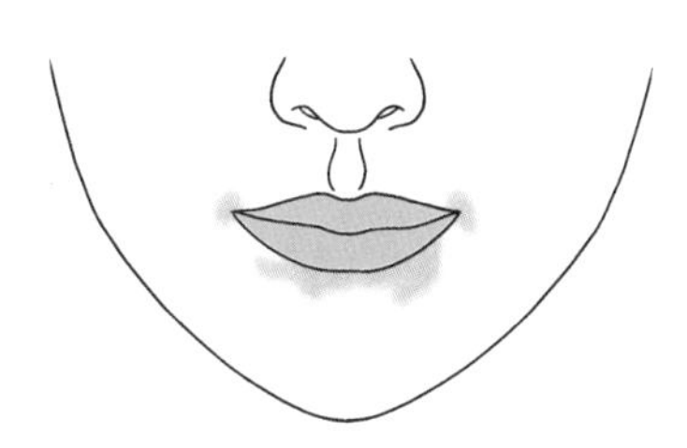

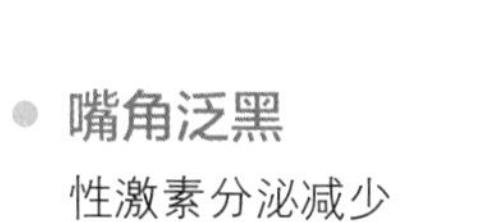

嘴角泛黑

性激素分泌减少

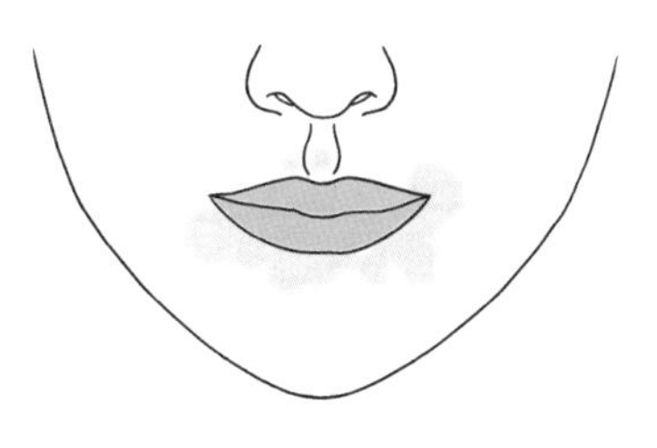

嘴角发红

生殖器官承受压力、阴道发炎

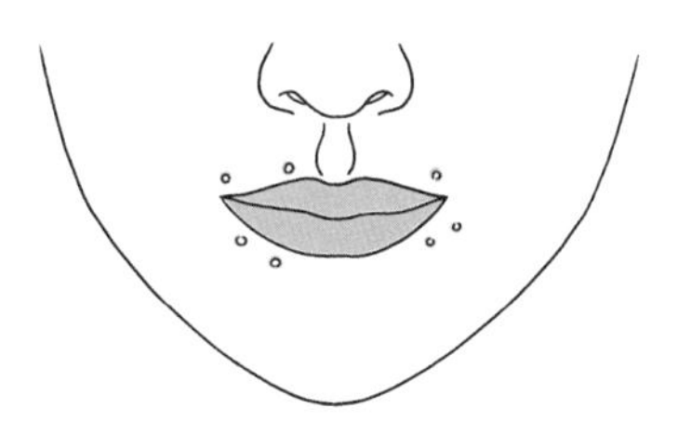

嘴角长水疱，反复发作

白带过多、性病、妇科疾病

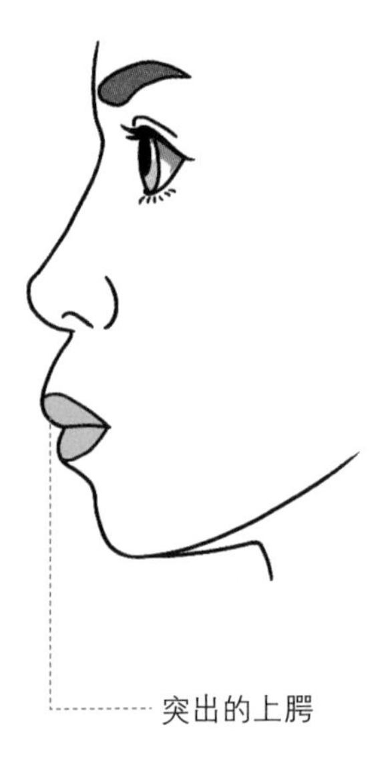

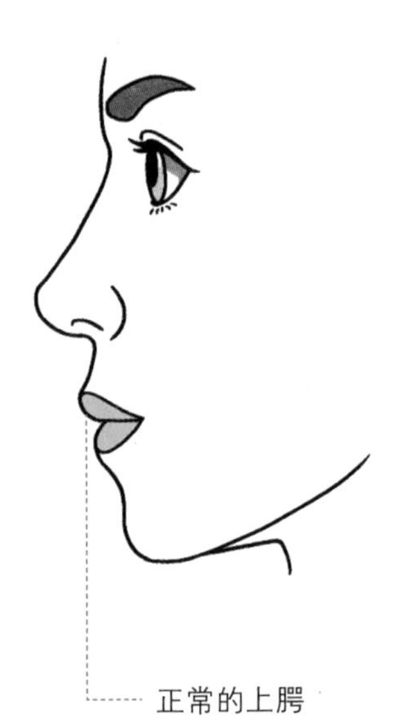

- **上腭肿起，向外突出**

  妇科疾病、前列腺增生、勃起功能障碍、不孕、尿频、漏尿

3

Chapter

身体各种疾病的面诊法和自我照护

自我照护的注意事项

终于要进入实践阶段了。本章为各位读者介绍各种身体症状的面诊法，以及实际出现征兆时对应的自我调养方法，即自我照护。各位可以通过早期的自我照护，做好日常的健康管理。

杉本炼堂先生认为，身体大多数不适缘于气滞血瘀。气滞血瘀会造成骨骼、肌肉、肌腱粘连或僵硬，进而无法行动自如。自我照护的基本项目便是使骨骼、肌肉、肌腱恢复灵活。不限于骨骼、肌肉、肌腱，身体其他器官可以活动自如，也是维持健康的秘诀之一。

请各位依照身体不同部位，带着“伸展”“纾解”“放松”的意识进行这些运动。已失去弹性的萎缩部位是要“伸展”，变得僵硬的部位是要“纾解”，有粘连的部位则是要“放松”。

每一项运动，一天进行 3 ～ 4 次，每次持续几分钟即可。为了伸展和纾解原本僵硬的部位，或是放松原本粘连的部位，有些人一开始必须忍受极大的痛苦进行运动，但只要持之以恒，让身体逐渐变得柔软有弹性，疼痛就会跟着消失。重点是持之以恒，但不要过于勉强自己。

疼痛感强烈或手无法用力的人，不妨在泡澡时顺便做运动。

肌肉和肌腱在温水的作用下，血液循环会得到改善，不仅能减轻疼痛感，也能获得更好的效果。

除了运动，本书还会介绍在日常生活中大家能够实践的保健方法和建议的饮食。这些都是根据本人长年累积的饮食疗法和养生法，针对各种症状分门别类汇集而成的。

特别要提醒大家的是，细嚼慢咽和深呼吸，几乎适用于所有症状。请各位务必意识到这两者的重要性，逐渐将之培养成日常的习惯。

我想大家都知道，即使运动，并配合本书推荐的食疗和保养方法，也绝对无法达到“百分之百消除疾病”的效果。本书推荐的运动、食疗、保养方法，终究只是为了调整身体状况，以达到预防疾病或避免症状继续加重的家庭健康法。需要接受治疗的人，请务必前往医疗机构就诊，积极向医生咨询。

面诊法的目的是让大家及早发觉身体不适，并且能够自己进行健康管理，并非“诊断法”。即使经过自我照护，症状或身体状况也不见改善时，若担心自己得了重大疾病，请务必以医生的诊断为主。

当然，利用面诊法对别人的脸进行擅自评断，随口对别人的健康状况提出建议等，都是大忌。不具备医疗资格的人，指出具体的病名是违法行为。因此，把本书中的面诊法或自我照护的方法，运用在自己和家人的身上就好。

糖尿病

糖尿病是由于胰脏的胰岛素分泌量不足，或是胰岛素抵抗，使得血液中的葡萄糖无法被消耗，血糖值长期居高不下而导致的慢性病。若血糖过高的情况长期持续，会损伤血管，使血液变得混浊，并且引发肾脏疾病、视网膜病变、神经障碍等各种并发症。

糖尿病的代表性症状包括经常感到口渴而大量饮水，因此尿量和排尿次数增加。不过，糖尿病初期几乎没有自觉症状，所以等到出现明显症状时，患者通常已出现相关并发症。为了避免陷入这样的情况，早期发现是关键。

糖尿病面诊法

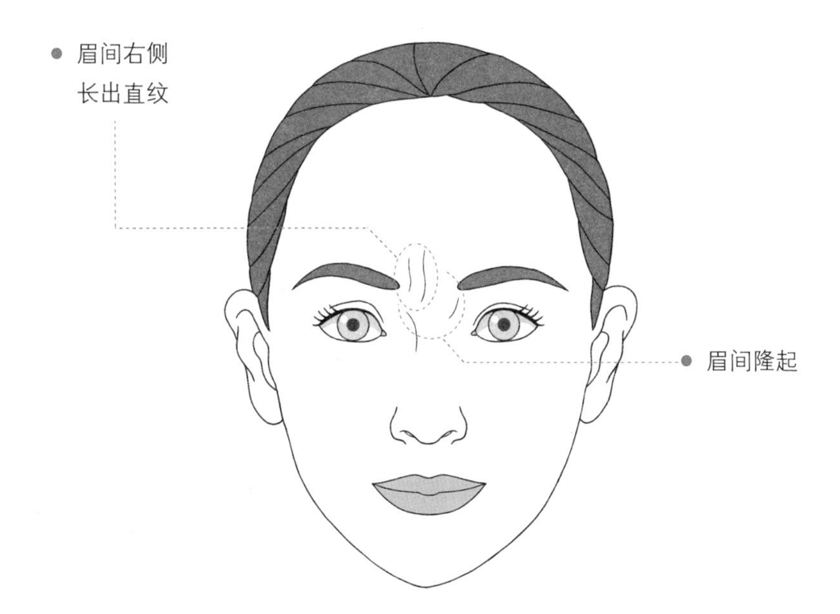

※ 长出横纹表示肺功能下降。

※ 若直纹位于正中央或偏左，可能提示肝脏疾病。

面诊法

- **眉间隆起**
- **眉间右侧长出直纹**

除了糖尿病，眉间也会反映肺功能下降和肝脏的状态。辨别方法是看眉间的纹路：长出横纹表示肺功能下降，长出直纹则可能是糖尿病。

另外，糖尿病的征兆主要出现在右脸，如果看到眉间偏右侧出现直纹或隆起，提示糖尿病；出现在中间或偏左侧时，可能提示肝脏疾病。

按摩

- **手指揉搓位于右大腿内侧，膝盖和腹股沟（人体腹部连接腿部交界处的凹沟）的中间位置**
- **指尖从头右侧耳上 2 厘米处往额头方向揉搓**

胰脏制造的胰岛素会通过横膈膜，从右侧肋骨边缘送到十二指肠，所以根据望诊法，若肋骨边缘变得僵硬，胰岛素的分泌功能可能发生障碍。

根据炼堂先生的说法，肋骨边缘之所以变得僵硬，是因为肝脏萎缩僵化。

预防糖尿病的按摩

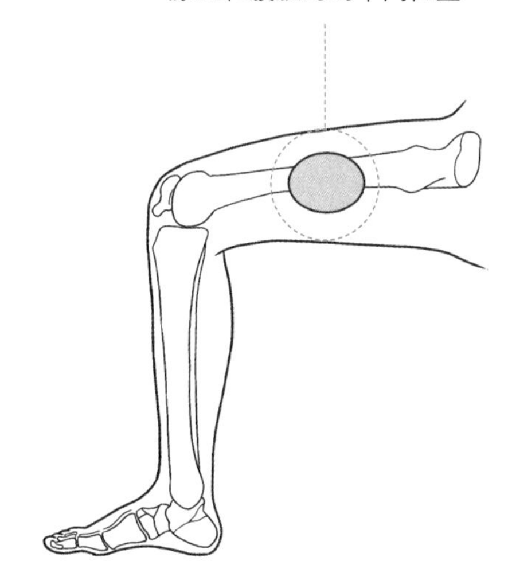

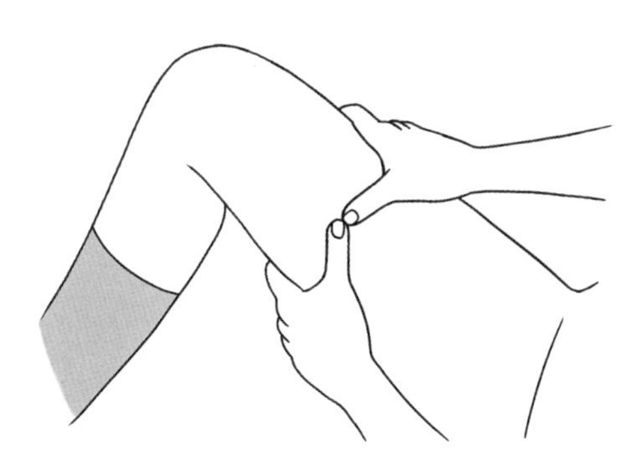

● 指尖从头右侧耳上 2 厘米处往额头方向揉搓

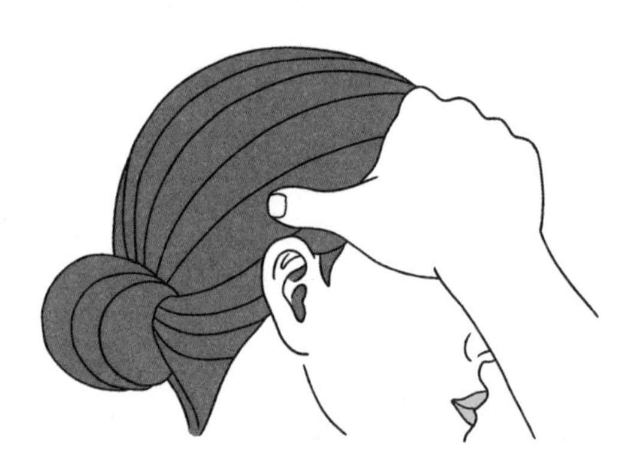

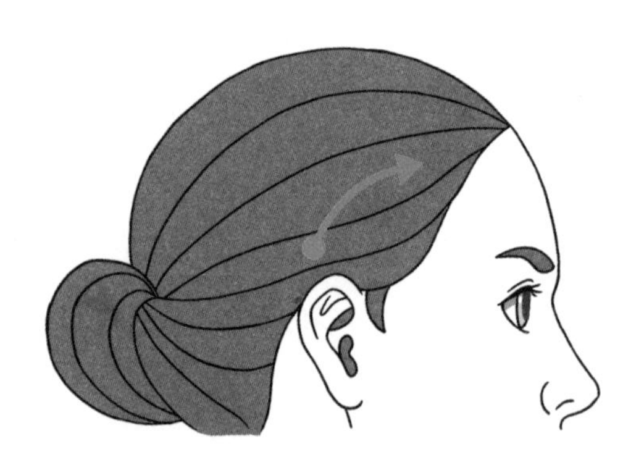

右大腿内侧的膝盖和腹股沟中间，有一个与肝脏对应的位置。把这个位置揉开，可以降低肋骨边缘的僵硬程度，促进胰岛素正常分泌。

另外，指尖从头右侧耳上 2 厘米处往额头方向揉搓，可软化肋骨边缘。揉搓时请同时想象，头盖骨和头皮之间薄薄的筋膜分离的样子，把揉搓的力道提高到稍微感到疼痛的程度即可。刺激这个位置，也能改善血液循环和激素分泌。

建议的饮食和保养方法

● 红豆南瓜

依照“五行学说”，胰脏被归于“脾”，摄取自然的甜味有益于脾脏保养。“红豆南瓜”只加盐调味以引出其自然甜味，食用后能够调节胰岛素的分泌功能，是有助于改善糖尿病的食物组合之一。红豆和南瓜都有净化血液的作用，也有软化血管的功能。

防止糖尿病病情加重，关键在于抑制血糖急速上升，因此要控制糖果、人工甜味剂、含糖饮料等的摄入。如果想吃甜食，不妨改吃红豆和南瓜等具备自然甜味的食材。

仔细咀嚼也很重要。养成细嚼慢咽的习惯，除了能抑制血糖急速上升，也会刺激饱中枢（在下丘脑腹内区控制摄食活动的神经中枢），从而防止饮食过量。

红豆南瓜的做法

1. 把红豆（量米杯 1 杯）清洗干净后沥干水分，和水（3 杯）、切碎的葱须（少量）一起倒入锅内，不盖锅盖，直接放在炉上加热。
2. 煮沸后，由于水分蒸发，先加入一些水，再盖上锅盖继续煮。分 3 ～ 4 次补充完 1 杯水，小火煮到红豆变软。
3. 加盐（1 小勺）和切成 2 厘米见方小块的南瓜（150 克），转大火加热。煮沸后转小火，煮到南瓜变软。
4. 每天食用 1 碗红豆南瓜。分数次吃完。

※ 咸度和汤汁浓稠度，可依照个人喜好调整。

白内障、青光眼

白内障和青光眼等眼疾的发病原因，与年龄增长有关，还和眼内体液循环堵塞有关。若以相机来做比喻，白内障形成的原因是起到相机镜头作用的晶状体变得浑浊，造成视力模糊。眼压升高，对视神经造成压力而引起异常的则是青光眼。若青光眼持续发展，会导致视神经障碍，甚至造成失明。

眼压高的人，全身整体的压力明显有偏高的倾向，所以高血压的情况也不少见。眼压和血压过高的人，有可能因为压力等陷入过度紧张的状况，造成自主神经功能紊乱。另外，有人认为白内障的形成原因是受到生活习惯的影响或过量摄取乳制品。

面诊法

● 上唇到鼻子下方的部位隆起

这个现象表示从喉咙到嘴巴、从上唇内侧通过鼻子再到眼角的血液、淋巴液循环变差。

如果把手指伸入口中触摸上牙龈，因为堵塞的情况严重，感觉应该是硬硬鼓鼓的。这样的堵塞会阻碍血液循环和淋巴液循环，诱发眼睛方面的疾病。

白内障和青光眼面诊法

- 上唇到鼻子下方的部位隆起

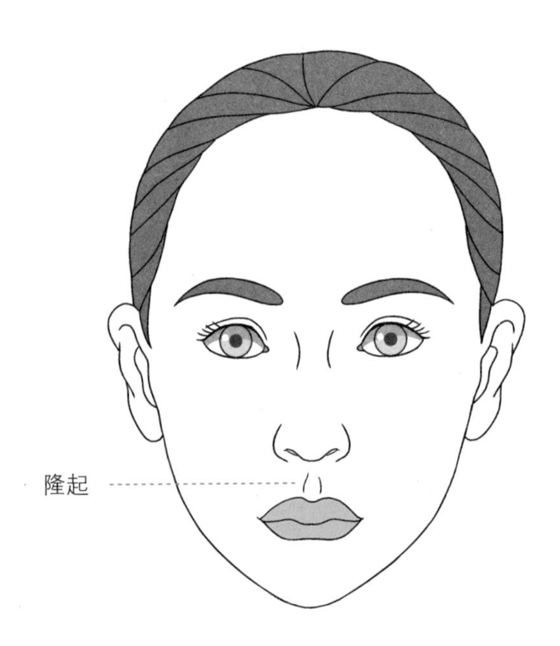

改善白内障和青光眼的按摩

- 把手指伸入上唇和牙龈之间，揉搓变硬的部位约 10 秒钟

※ 若不想把手指伸入口中，可改成揉搓鼻子下方牙龈外侧皮肤。

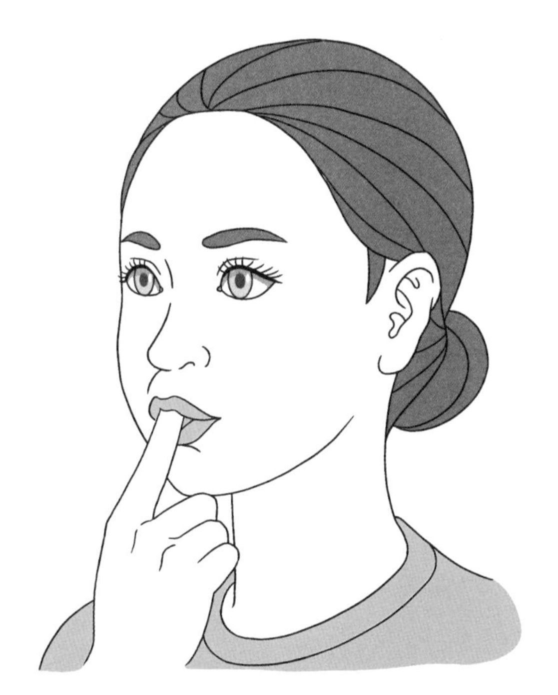

按摩

● **把手指伸入上唇和牙龈之间，揉搓变硬的部位约 10 秒钟**

上牙龈正中央有一条线，右眼视力不佳的人应该在右侧、左眼视力不好的人应该在左侧可摸到硬硬的隆起。罹患白内障或青光眼的人，按压这个部位时可能会觉得很痛。

做这个动作时，记得要先把手洗干净。如果不方便洗手，可改成以手指揉搓鼻子下方牙龈外侧的皮肤，也有效果。

建议的饮食和保养方法

● **梅干番茶**（一种日本绿茶）**和菊花茶**

● **番茶贴**

中医认为，眼睛的疾病源自肝功能减退。梅干和日本番茶含有的单宁酸，具有很好的解毒与抗菌作用，有助于养肝，并促使其功能恢复。

菊花茶具有悠久的饮用历史，在中药店和超市都买得到。如果买不到，用洋甘菊茶替代也可以。

白内障和青光眼形成的原因都和眼内体液循环不畅有关，建议使用番茶贴或微波加热过的红豆眼罩等，热敷在眼睛上，以促进局部循环。但是，眼睛出血和视网膜脱离的人请勿使用。

炼堂先生随堂小专栏

以手指揉搓鼻子下方牙龈外侧皮肤的动作，和日本喜剧演员加藤茶把手指放在鼻子下方的招牌动作很像。所以炼堂先生把这个动作命名为“加藤茶体操”，向各地的老人推广。这个一听就朗朗上口的名称很好记，而且每个人都可以轻松做到，所以炼堂先生建议大家想起就做。结果，很多人反馈照做后，眼睛的问题改善了。

梅干番茶的做法

❶ 选择中等大小的梅干（1个），去核后用筷子捣碎，再倒入热番茶（200毫升）。
❷ 加入姜汁（2～3滴）和酱油（1小勺）。
❸ 每天1杯，空腹时饮用。

番茶贴的做法

❶ 在番茶（最好是在超市等处购买的3年熟番茶）中加入天然盐（1%的浓度），制作成盐番茶。

❷ 把纱布浸泡在盐番茶中，再轻轻拧干，热敷在眼睛上。

❸ 冷却后再把纱布放进盐番茶中浸泡，拧干，再热敷在眼睛上。重复这个步骤约15分钟。

肺部不适（肺炎、气喘、肺气肿）

肺部不适的代表性症状包括呼吸困难、肺炎、气喘、肺气肿等。导致肺功能下降的原因之一是吸烟。另外，习惯性身体前倾和用嘴巴呼吸的人，无法好好地深呼吸。如果呼吸变浅，也会导致更多不适的情况。

中医认为肺与大肠相表里，所以肠道不适也会导致肺功能下降。

面诊法

- 眉间长出横纹
- 脸颊出现纵向的泛黑区块

肺部不适面诊法

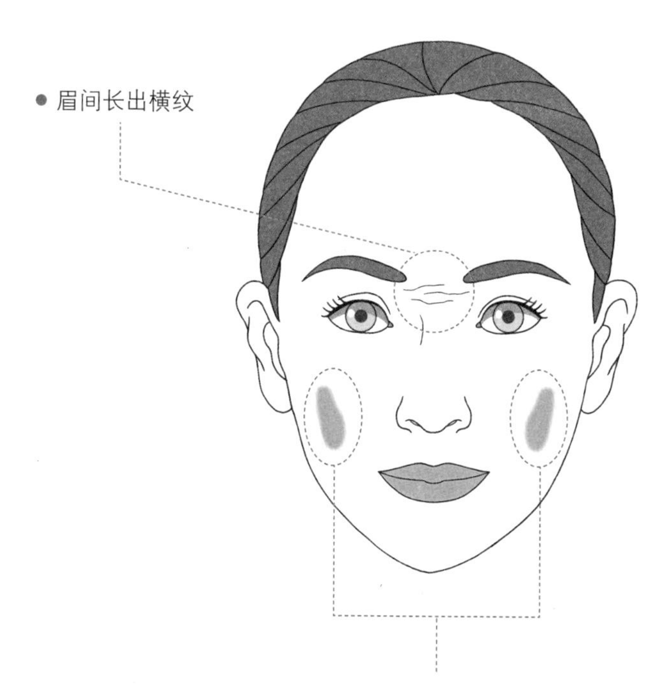

改善肺部不适的按摩

- 手指揉搓锁骨和第 2 肋骨之间的区域。接着揉搓第 2 肋间（第 2 肋骨和第 3 肋骨之间）、第 3 肋间（第 3 肋骨和第 4 肋骨之间），效果更好（左右两侧操作）

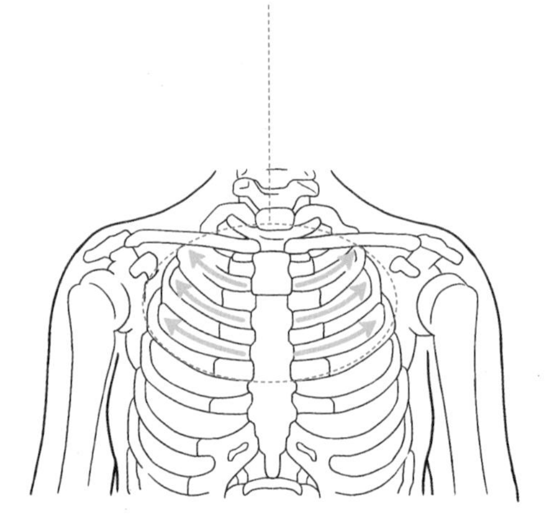

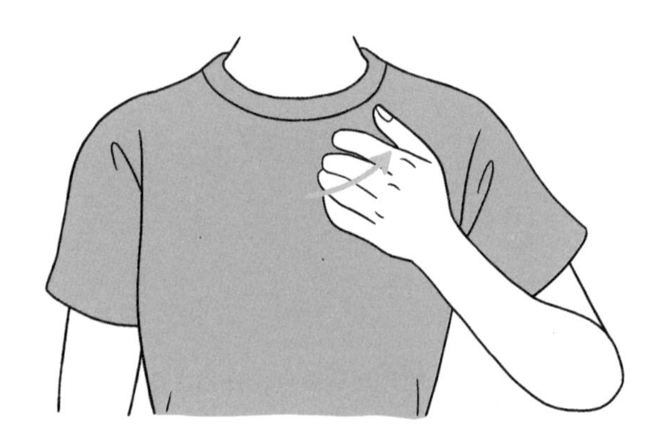

● 手指揉搓大腿内侧，靠近腹股沟的位置（左右两侧）

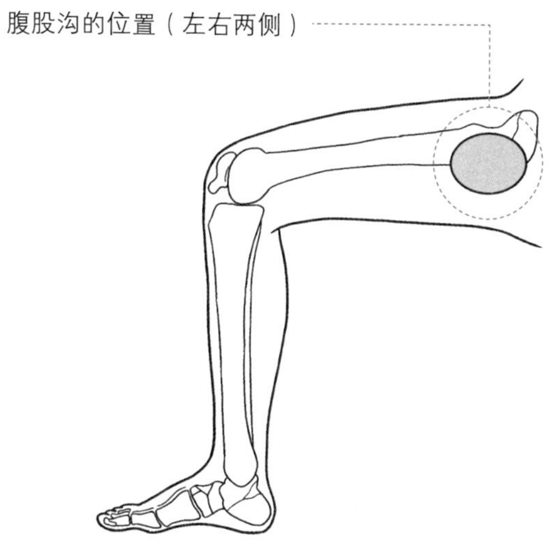

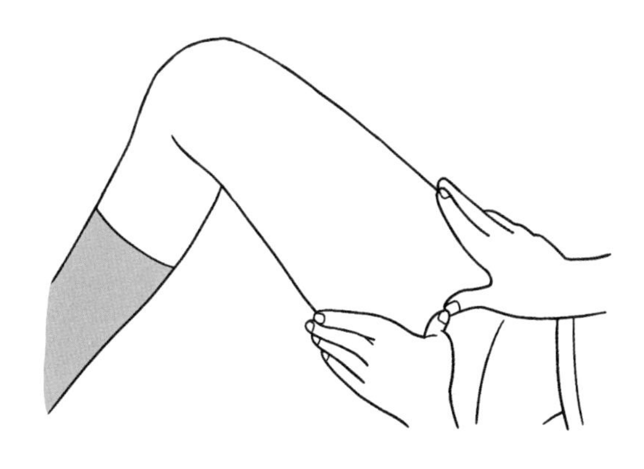

眉间长出横纹，表示有不好的东西停滞在肺部下方。

脸颊（鬓角朝前方的位置）泛黑，代表肺功能可能下降，或是肺部出现某些不适。另外，若身材肥胖，胸骨周围囤积过多脂肪，肺部受到压迫，脸颊也会泛黑。右脸和左脸泛黑分别表示右肺和左肺出现不适。

按摩

- **手指揉搓锁骨和第 2 肋骨之间的区域。接着揉搓第 2 肋骨和第 3 肋骨之间、第 3 肋骨和第 4 肋骨之间，效果更好（左右两侧操作）**
- **手指揉搓大腿内侧，靠近腹股沟的位置（左右两侧）**

支撑头部的肌腱分布在整个胸部，如果肌腱变得僵硬萎缩，就无法进行深呼吸。所以，消除肋骨和肋骨之间的僵硬时，请想象着要剥离附着在肋骨上肌腱的感觉，手指向外揉搓。首先放松锁骨和第 2 肋骨之间的区域，接着手指位置往下移约 1 厘米，揉搓第 2 肋骨和第 3 肋骨之间的区域，以及第 3 肋骨和第 4 肋骨之间的区域。

位于大腿内侧，膝盖和腹股沟之间，稍微偏腹股沟的位置是肺的对应点。用手指按揉此处，可以激活肺功能。

建议的饮食和保养方法

- **莲藕汤**
- **腹式呼吸法**

出现咳嗽或喉咙不适的人，较适合吃莲藕，尤其是藕节，效果更好。如果想用生莲藕磨汁喝，最好使用藕节。买不到莲藕的时候，可改用由晒干莲藕磨制而成的莲藕粉。莲藕粉可以在超市买到。

为了更好地深呼吸，向大家推荐腹式呼吸法，一天做 20 ～ 30 次。请缓慢地用力吸气，然后有意识地将从鼻子吸进的气，

腹式呼吸法

❶ 仰躺，膝盖立起。

❷ 用鼻子吸气，同时让肚子隆起来；嘴巴吐气时，让肚子逐渐恢复平坦。

❸ 习惯后，吐气时想象着身体的老旧废物都趁机排出；吸气时，想象着自己吸入的是饱满的元气。

※ 每天可集中进行 1 次，也可以 1 天多做几次。

从口中吐出。压力大的时候，呼吸很容易变得又急又浅。此时请调整成缓慢的深呼吸，有助于调节自主神经。

莲藕汤的做法

❶ 莲藕磨成泥，用纱布拧出莲藕汁，收集 3 大勺（共 45 毫升）莲藕汁。

❷ 把步骤 1 制得的莲藕汁和现榨的姜汁（2 ～ 3 滴）、盐（少许）、水（6 ～ 9 大勺）倒入锅内，加热至沸腾。

❸ 饭前 30 分钟饮用，1 天 3 次。如果晚上入睡时会咳嗽，可以改成睡前饮用。

※ 如果使用莲藕粉而非新鲜莲藕，先用少量热水溶解莲藕粉（1 小勺），再加入热水（100 毫升）搅拌。

肾脏病、肾结石

肾脏负担增加的主要原因，包括动物性食物摄取过量、深夜进食、体内累积过量化学物质和药物、因糖尿病造成的血管损伤等。

肾脏是吸收体内水分的脏器，也负责排泄老旧废物。若肾脏发生排泄不良的情况，水液代谢就会变差，从而引起肾脏肥大。若体内毒素无法顺利排泄，久之会造成肾脏僵化。

另外，根据中医“五行学说”，肾和恐惧心理息息相关。对未来感到恐惧或不安时，这种心理状态有时会累及肾脏，出现不适的症状。

面诊法

- **眼睛下方肿胀或松弛**
- **眼袋很明显**
- **眼角长出许多小疙瘩**
- **按压眼睛下方会痛**

眼睛下方肿胀或松弛是肾脏肥大的征兆。饮酒过量、深夜进食等都会加重肾脏负担，引起水液排泄不佳，造成水肿。眼睛有浮肿现象，表示肾脏很可能呈现浮肿状态。

眼袋的出现表示肾脏变得僵硬。原因可能是毒素无法顺利排出，导致体内累积了过量化学物质和药物。

如果眼角长出许多小疙瘩，则有肾结石的可能（参照彩插第 3 页）。小疙瘩的数量与颜色，与肾结石情况基本一致。举例而言，假设眼角长出 2 颗小疙瘩，肾结石的数量刚好就是 2 颗。如果小疙瘩的颜色偏白，表示是钙质类结石；疙瘩为绿色，则是脂肪类结石。另外，长在眼睛正下方的小疙瘩是脂肪粒。

如果按压眼睛下方会感到痛，表示正承受精神上的压力。工作上必须时常应酬的人，或者是不得不压抑自己真正想法来与人交流沟通的人，常会出现这样的现象。这表示肾脏的负担增加，也会造成肾脏附近的臀部肌肉变得紧张，甚至引发腰痛。

肾脏病和肾结石面诊法

● 眼睛下方肿胀或松弛

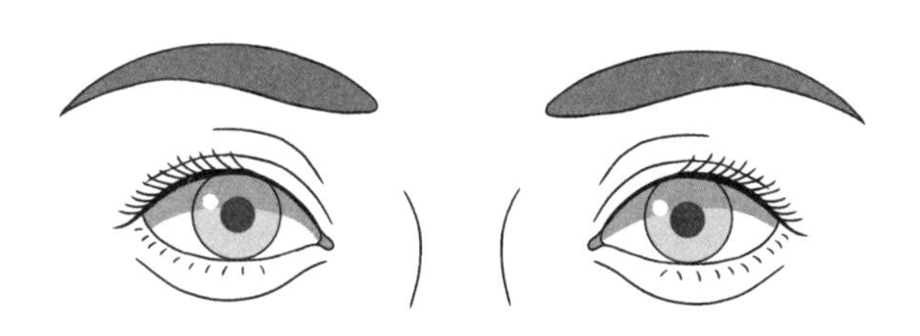

● 眼袋很明显

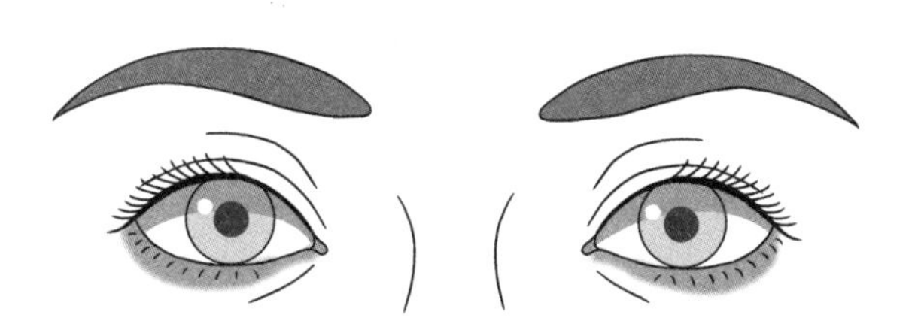

● 眼角长出许多小疙瘩

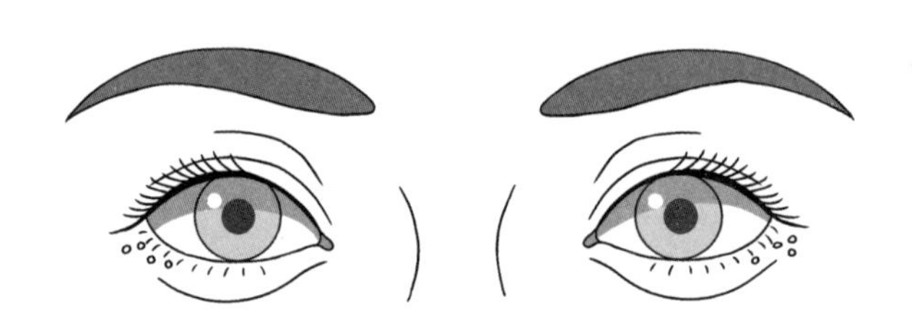

● 按压眼睛下方会痛

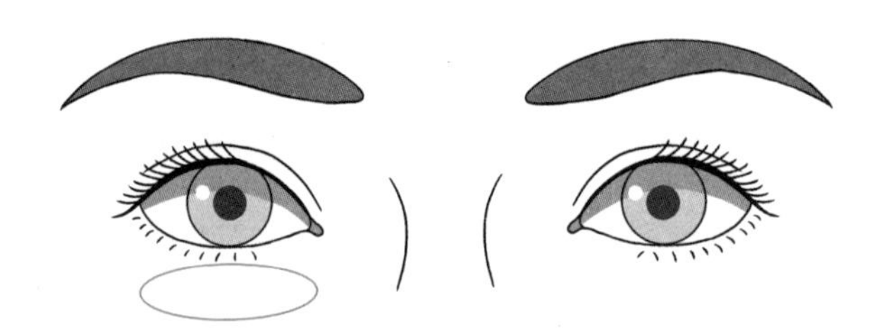

改善肾脏病和肾结石的按摩

● 把大腿内侧，膝盖到腹股沟的区域分为 4 等份，用手指揉搓最靠近膝盖部分的位置（左右两侧）

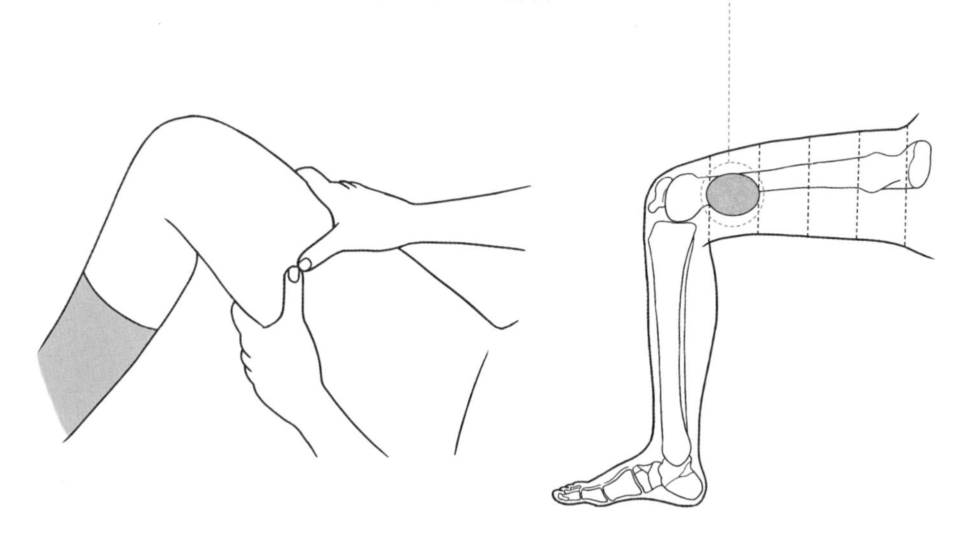

按摩

● 把大腿内侧，膝盖到腹股沟的区域分为 4 等份，用手指揉搓最靠近膝盖部分的位置（左右两侧）

这个位置是肾脏的对应点，附近有个名为“血海”的穴位，改善血液循环的效果特别好。肾脏虚弱的人，如果用手指按压这个位置，可能会感到疼痛。请务必仔细揉搓，可帮助肾脏增加血流量，有助于肾功能恢复正常。

建议的饮食和保养方法

- **萝卜干汤**
- **每天饮用 1 500 ~ 1 800 毫升水**
- **腰部保暖**

饮用萝卜干汤，可以使身体的细胞变得紧致，提高排泄力，排出体内老旧废物的作用力特别强，对于摄取动物性食物过量而造成肾功能减退的人而言，能带来显著的效果。

另外，红豆和黑豆等颜色深的豆类也是养肾佳品。豆类具有利尿作用，除了有助于排出体内多余的水分，还有溶解多余脂肪的作用。中医认为“以形补形”，也就是“与该脏器形状相似的食品可以发挥相应疗效”。黑豆的形状和肾脏很相似，因此说黑豆可以补肾。

依照“五行学说”，肾脏对应的是咸味，所以适量食用富含矿物质的咸味之物，有益肾脏保养。建议肾功能减退的人积极食用海藻类食物。

此外，肾脏衰弱的人，也要注意摄取充足的水分。建议每天摄取 1 500 ～ 1 800 毫升水。开水和茶水等以外的饮品并不包括在内。不过，患有重度肾脏疾病的人，在摄取盐分与水分等方面，请务必咨询主治医生。

肾脏畏寒，所以随身准备几个暖身贴贴在肾脏所在的腰部保暖，对维持正常肾功能也有帮助。

萝卜干汤的做法

❶ 把萝卜干（10 克）用水泡开，再切成丝。

❷ 把水倒进步骤 1 泡开萝卜干的水中，补充成 2 杯水，再一起和切成丝的萝卜干放入锅内。

❸ 用小火煮沸。

❹ 保持微滚的状态，以小火续煮约 10 分钟。

❺ 捞起，用滤网过滤掉萝卜丝便完成。空腹时饮用 1 杯，每天 1 ～ 2 杯。徐徐服用。

※ 剩下的萝卜干可在烹饪后食用。

脑卒中（脑梗死、脑出血）

脑卒中可大致分为脑部血管阻塞的“脑梗死”和脑部血管破裂的“脑出血”。血管阻塞的原因是动脉硬化或胆固醇沉积，导致血液循环变差。另外，由于高血压导致血管变得脆弱而破裂，或者是动脉瘤破裂的话，也会引起脑出血。不论是脑梗死还是脑出血，患者都会出现头痛和想吐的征兆。一旦发病，就有致命的风险；即使及时得救，也可能留下严重的后遗症，千万不可掉以轻心。为了预防脑梗死、脑出血，平日就要注意保持血液的清澈和软化血管。

面诊法

● 耳垂出现刀刻般的深纹

耳朵号称“人体的缩影”，形状刚好是人体倒过来时的姿势，对应身体各器官的反应点。所以，当耳垂出现变化时，表示脑部可能有障碍或疾病。

耳垂有深纹，是脑卒中的前兆（参照彩插第 2 页）。如果纹路出现在右耳，表示是右脑有脑梗死、脑出血的风险；如果出现在左耳，表示左脑有脑梗死、脑出血的风险。要及时做好预防及改善对策，避免发生严重的情况。

脑梗死和脑出血面诊法

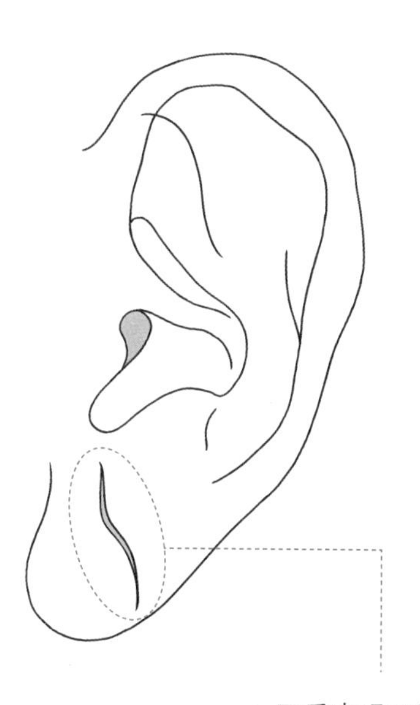

● 耳垂出现刀刻般的深纹

按摩

- 手指揉搓肩线和手臂根部的交会处
- 手指和指尖揉搓肩胛骨
- 手指揉搓耳朵上方的侧脑勺

改善脑梗死和脑出血的按摩①

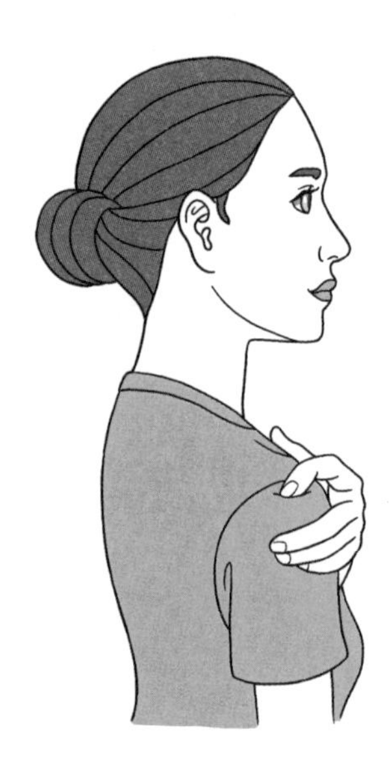

● 手指揉搓肩线和手臂根部的交会处

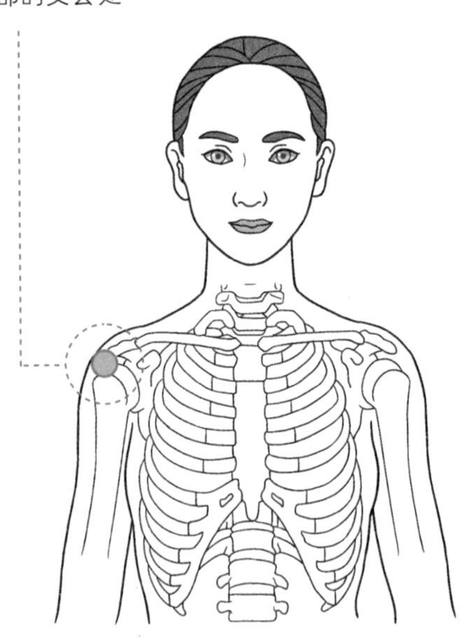

改善脑梗死和脑出血的按摩②

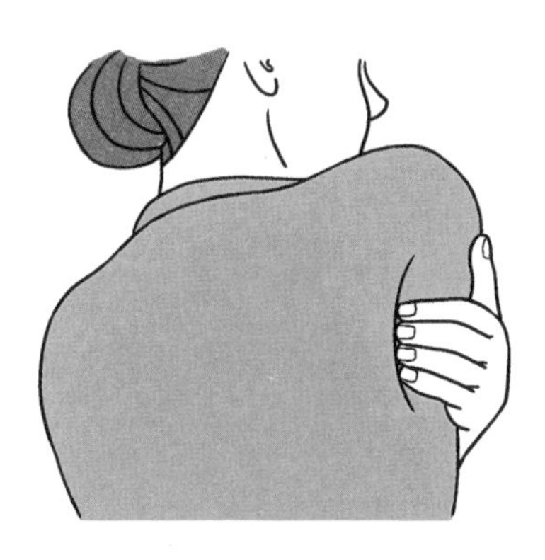

● 手指和指尖揉搓
肩胛骨

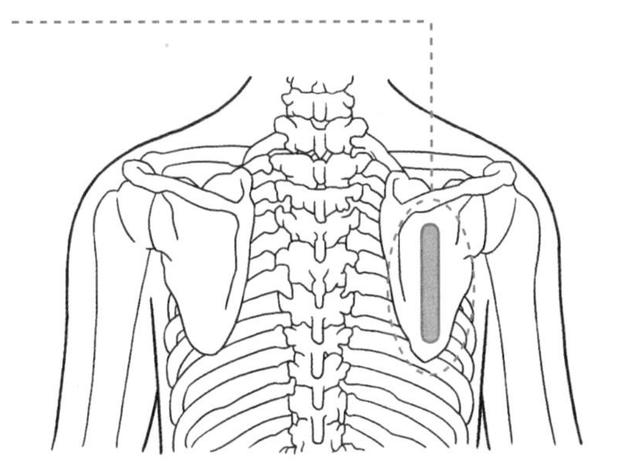

改善脑梗死和脑出血的按摩③

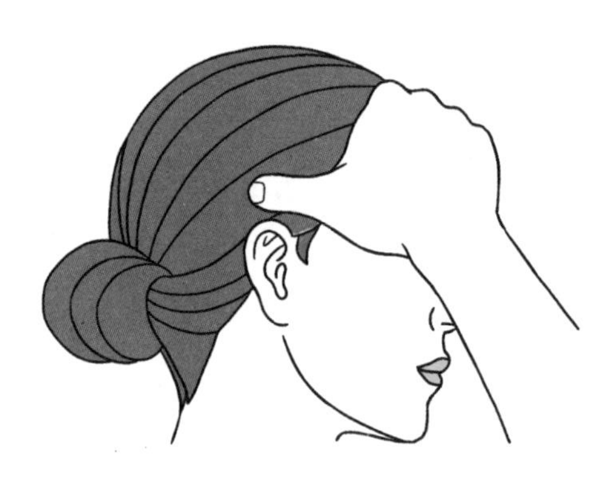

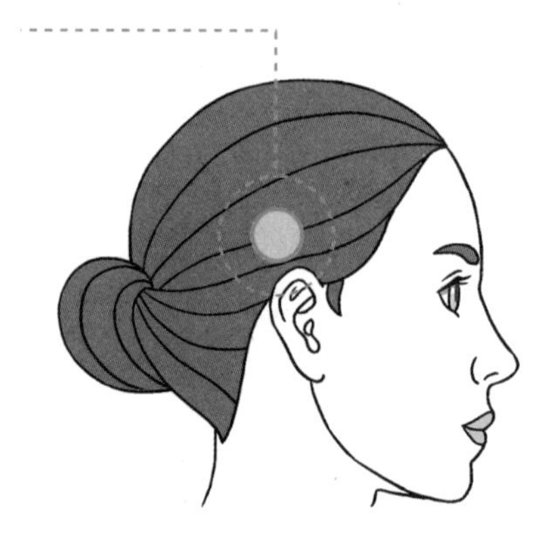

※ 以上动作都是揉搓耳垂出现纹路的一侧。

炼堂先生随堂小专栏

脑梗死、脑出血发作有一个共通点，那就是在发作之前，手臂和肩膀的交会处出现莫名的疼痛。我大约调查了 70 个人，结果几乎每个人都告诉我发病前“曾经觉得手臂很痛”。

手臂和肩膀的交会处一旦出现气滞血瘀的情况，发生瘀堵的一侧头部就会变得僵硬或肥大，最后诱发脏器的梗死或结石等。肥大就是松软扩张的感觉，会导致出血和发炎。

依照炼堂先生的理论，脑卒中是手臂和肩膀的交会处发生气滞血瘀所引起的。若运送至脑部的血液出现障碍，触摸手臂和肩膀的交会处时应该会觉得肌肉很僵硬。为了改善这种僵硬的情况，可以用手指仔细揉搓。

为了保险起见，建议把由于肩胛骨表面肌腱和肌肉粘连在肩胛骨上导致的气滞血瘀情况也一并消除。只要用手指和指尖轻轻揉搓，感受到它们的分离就行。

记得也要揉搓耳朵上方的侧脑勺，想象着将头盖骨与下方筋膜分离的感觉，轻轻揉搓。

炼堂先生认为，揉搓头侧部位，有助于脑脊髓液的产生。

事实上，在我的患者当中，曾有因为脑出血，原本被宣告无望重回工作岗位的人，他们靠着自己勤做这一连串按摩，恢复至以往状态，又能继续工作了。

建议的饮食的保养方法

- **适用于预防脑梗死：香菇汤**
- **适用于预防脑出血：羊栖菜莲藕**

脑梗死的人，当务之急是恢复血液的清澈以确保血液循环的顺畅，所以建议积极食用能溶解体内老旧脂肪的香菇汤。说到具有净化血液效果的食材，红豆和白萝卜也值得推荐。另外，地龙（蚯蚓）粉或以丹参为主要原料制成的保健食品或中药也可发挥优异的效果。服用前，请先询问医生。

脑出血的预防之道是软化血管以避免出血，建议多吃羊栖菜。羊栖菜的形状和血管相似，和中医“以形补形”的观点不谋而合。

能够同时预防脑梗死、脑出血的食材是昆布。昆布能够调理肾经，并有预防高血压的作用。

香菇汤的做法

❶ 把干香菇（中等大小 2 个）和水（300 毫升）放进锅内，不盖锅盖，以大火加热。

❷ 沸腾后转小火，继续煮到剩余水量为 150 ～ 200 毫升，再加入酱油（1 小勺）调味。

❸ 空腹时饮用，每天 1 杯。

※ 酱油的量可依个人喜好调整。

羊栖菜莲藕的做法

❶ 把羊栖菜（50 克）切成方便食用的大小，清洗干净后，沥干水分。

❷ 把莲藕（150 克）切成薄片。

❸ 把麻油（1 大勺）倒进锅内加热，放入羊栖菜拌炒。

❹ 炒到羊栖菜的青草味消失后加入莲藕，拌炒到莲藕变成半透明为止。

❺ 加入没过食材的水量，盖上锅盖，大火加热，煮沸后转中火继续煮。

❻ 至羊栖菜变软后加入酱油（3 ～ 4 大勺）调味，再次盖上锅盖慢慢熬煮，直到汤汁收干。

❼ 每天吃 2 ～ 3 口。

※ 酱油的量可依个人喜好调整。

心脏病、高血压

心脏的作用相当于泵，负责把血液输送到全身。但是，如果血液的出口和入口均失去弹性或萎缩，心脏的“泵”功能就会降低，从而引起心律失常和心肌梗死。所以，促进心脏周围血液循环和淋巴液循环，保持心脏肌肉的弹性非常重要。

尤其是心肌梗死，可由心脏血管阻塞造成，所以饮食上若摄取过量油脂，也会对心血管造成负担。混浊的血液会影响血液循环，千万不可掉以轻心。

高血压会增加心脏的负担，增加患心血管疾病的风险。高血压的成因很难一概而论，但主要是受到饮食和压力的影响。如果出现心脏负担增加的征兆，可考虑高血压的影响。

面诊法

- **鼻头浮出红色的微血管**
- **鼻头发红**
- **仅左侧鼻翼发红**
- **鼻子不自然地肿起来**

心脏病、高血压面诊法

● 鼻头浮出红色的微血管

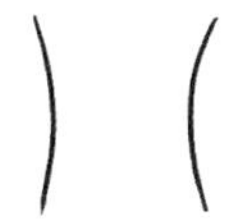
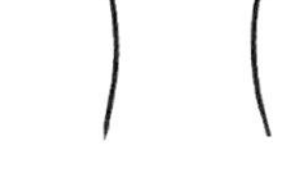
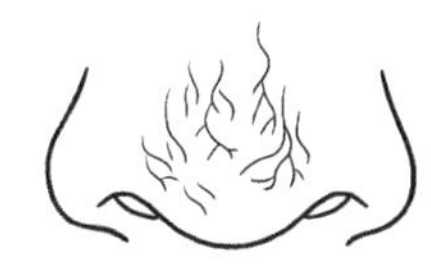

● 鼻头发红

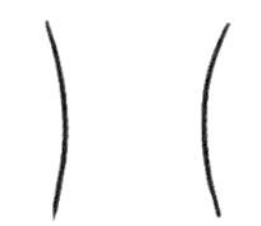
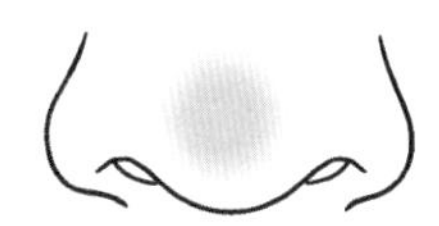

● 仅左侧鼻翼发红

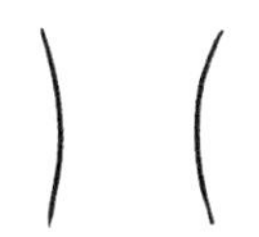
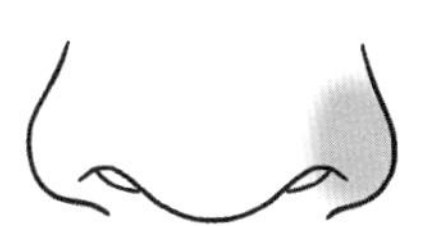

● 鼻子不自然地肿起来

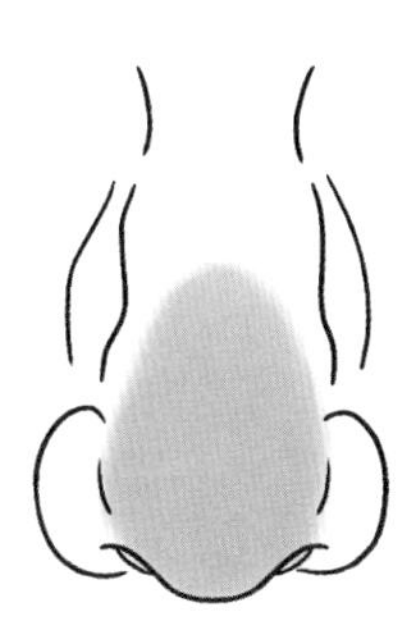

一旦心脏的负担增加，鼻头就会发红。为了让大家更容易理解，我常用日本搞笑艺人志村健饰演的角色“怪叔叔”作为例子。

如果心脏的状况持续恶化，微血管会浮现在鼻子表面，鼻头的颜色也会从红色转为紫色。希望各位能够在演变成这种状况前及时察觉，并妥善处理。

“怪叔叔”一角单纯是为了节目效果而将鼻头涂成红色。但在现实生活中，从鼻子可明显看出有心脏病征兆的人物，首推俄罗斯前总统叶利钦。叶利钦在晚年时不止是鼻头发红，鼻子也不自然地肿胀起来。鼻子肿胀，可能是心肌肥厚的征兆。心脏病是叶利钦的宿疾，最后他在 2007 年因心脏病突发病逝，享年 76 岁。

另外，血压高的人，有时鼻子表面也会出现红色纹路。

如果只有左侧鼻翼发红，可能是瓣膜性心脏病（心脏 4 个瓣膜当中，部分出现功能障碍的状态）的征兆。

按摩

预防心脏病

● **手指揉搓左侧第 2 肋间和第 3 肋间**

预防心脏病的按摩

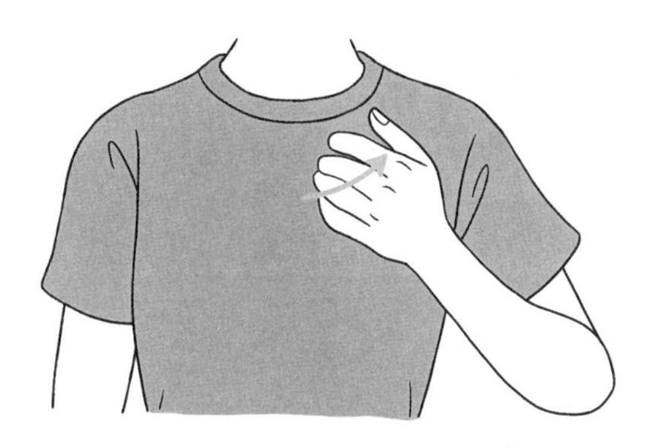

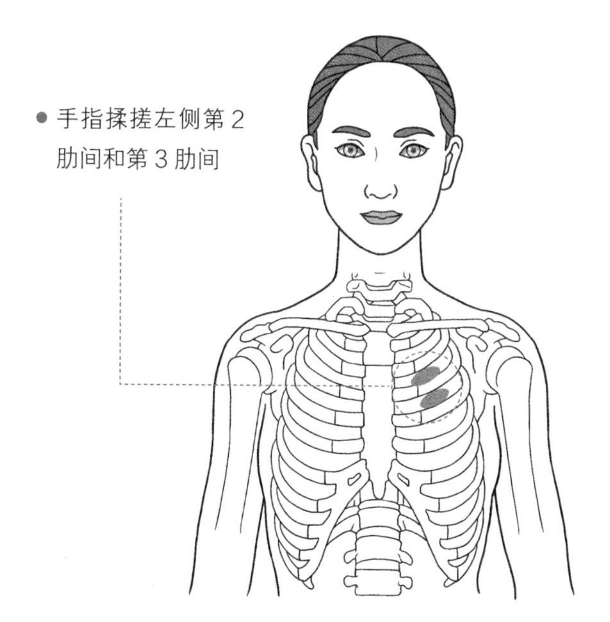

预防高血压

- **用手指揉搓位于右大腿内侧、膝盖和腹股沟的中间位置**
- **用手指从左耳上方 2 厘米处往额头方向揉搓**
- **用手指揉搓横膈膜，也就是胸廓最下方 3 排肋骨之间（左右两侧都要按摩）**

揉搓左上部的肋骨之间，以疏通血液出入口的瘀堵，是预防心脏病的方法。这个动作可以改善心脏周边的血液循环和淋巴液循环，有助于心脏正常运作。

高血压的保健动作，前面两项与糖尿病的保健动作相同。如同前述，依照望诊法的理论，肋骨边缘变硬，会导致胰岛素分泌功能出现障碍。根据炼堂先生的说法，高血压和糖尿病一样，都是肋骨下方受到压迫所引起的。

不过，糖尿病和高血压的病因稍有不同。两者的共同点是肋骨都会变得僵硬，所以不论是糖尿病还是高血压，都可以采用同样的保健动作，同时按摩肋骨下方以舒缓僵硬的状态，有助于血压的调整。

如炼堂先生所言，同时罹患高血压和糖尿病的人不在少数。毕竟两者都属于“生活习惯病”。所以，我认为这两类疾病和饮食习惯及运动息息相关。

预防高血压的按摩

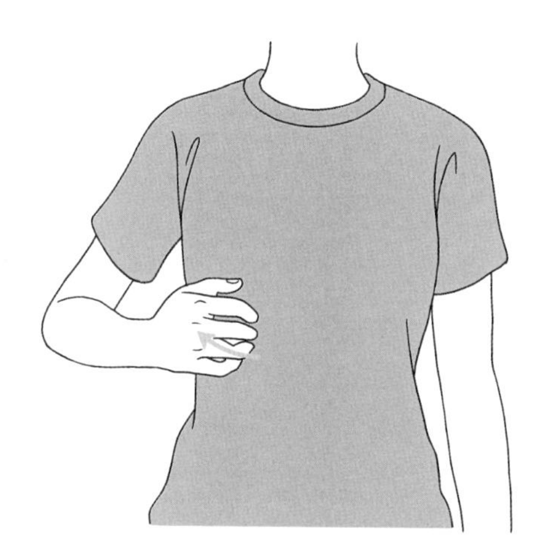

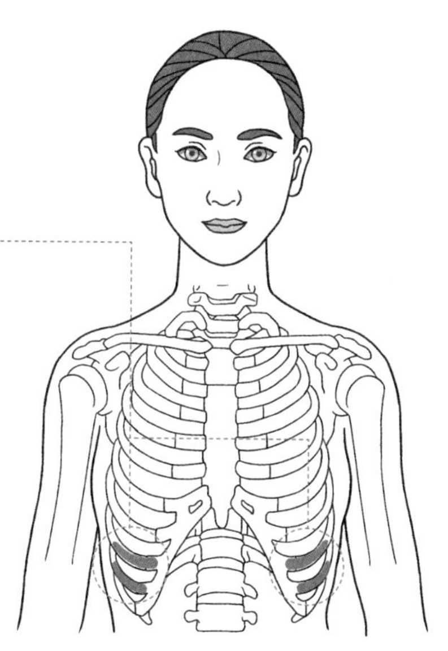

- 用手指揉搓胸廓下方 3 排肋骨之间
- 用手指揉搓位于右大腿内侧、膝盖和腹股沟的中间位置（参考第 65 页）
- 用手指从右耳上方 2 厘米处往额头方向揉搓（参考第 66 页）

炼堂先生随堂小专栏

我认为右侧肋骨边缘一旦变得僵硬，胰岛素的分泌功能就会出现障碍，从而导致糖尿病。至于高血压，则是位于肋骨下方的横膈膜变硬而被往下扯，使通过横膈膜的大静脉受到压迫，造成血压升高。两者的病因有些相似，基本上可以把患有高血压的人视为罹患糖尿病的高风险人群。

建议的饮食和保养方法

● 烤饭团

苦味食物有益于心脏保养，比如烤饭团，还能吃到焦香的锅巴。血压偏高、担心盐分摄取过量的人，请自行降低各种调味料的分量。

如同第 94 页的介绍，摄取昆布有益于心脏保养。

除此之外，建议多吃苦瓜、青椒、西芹、紫苏等蔬菜。饮品方面，推荐糙米咖啡、蒲公英咖啡等；如果不方便购买，可以用糙米茶和紫苏茶代替。

养成细嚼慢咽的习惯，对促进淋巴液循环也有帮助。

血压和自主神经有关，所以多做缓慢、深入的腹式呼吸，以及避免压力过大，对患有高血压的人而言是很重要的。

烤饭团的做法

1. 准备白饭（110克），捏成三角形状的饭团。
2. 把饭团放在烤鱼网或烤架上，慢慢烤至表面变得焦黄。
3. 抹上酱油，继续烤至表面略出现锅巴。
4. 在另一面也抹上酱油，同样烤到出现锅巴即可。

肝脏疾病

肝脏能把摄入体内的食物转化为可利用的形式，除了供给能量，还会发挥分解有害物质，将之“无毒化”的作用。换言之，饮食过量或大量摄取对身体有害的物质，都会增加肝脏的负担。更何况，肝脏原本就是容易累积压力的器官，在此提醒大家，不良的生活习惯也会成为肝脏的压力来源。

正如肝脏有“沉默的脏器”之称，即使肝脏出现不适，我们也不容易察觉其症状。因此，通过面诊法及早发现肝病的征兆，并在病情加重之前进行适当保健，非常重要。

面诊法

- **眉间出现纵纹**
- **眉间隆起**
- **眉间发红**
- **用手按压右眼球斜上方会痛**
- **眼白整体泛黄**

我想大家都有过这样的经验：心情烦躁不安时，眉间会皱成一团，看起来愁容满面。肝脏是与怒气有关的脏器，发怒、急躁不安的情绪会使肝脏感受到压力，而眉间的皱纹便充分反映出这样的状态。

当眉间出现纵纹时，表示肝脏也同样出现纵纹。换句话说，这是肝功能减退的信号。肝功能一旦下降，血液就无法被充分净化，而混浊的血液继续在体内循环，眉间的皱纹会越来越深，焦虑的情况也会越来越严重。

肝脏疾病面诊法

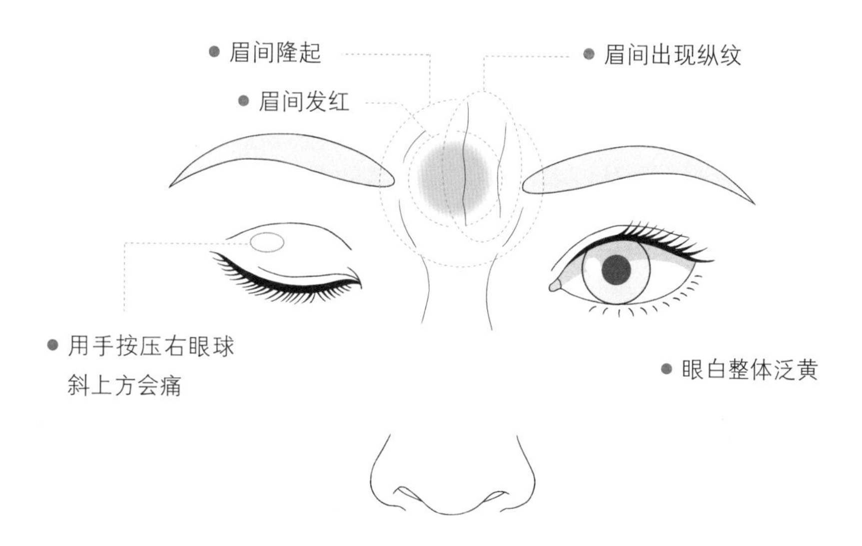

另外，肺部的不适也会反映在眉间。二者的辨别方法是：出现横纹反映肺功能减退，出现纵纹反映肝功能下降。

眉间隆起时，表示有肝脏肥大和脂肪肝的可能，原因很可能与甜食和动物性食物摄取过量有关。糖尿病的征兆也包括眉间隆起，所以两者的判定很困难，但大致来说，眉间偏右隆起可能提示糖尿病，在眉间正中央隆起可能提示肝脏不适。

如果情绪稳定，身体没有特别活动，眉间却发红，则是肝炎的前兆。引起肝炎的原因包括饮酒过量、刺激性物质摄取过量、骨骼歪斜造成肝脏受到压迫等。

如果用手指轻轻按压右眼球斜上方觉得痛，表示肝脏正承受过重的负担。

另外，眼白整体泛黄时，表示眼睛的血液循环、淋巴液循环不佳，可能出现黄疸。黄疸是肝脏和胆囊疾病已经恶化到严重程度时才出现的症状。

按摩

- **用手指揉搓位于右大腿内侧、膝盖和腹股沟的中间位置**
- **用手指揉搓右小腿肚，也就是膝盖和脚背之间的位置**
- **用手指揉搓右侧第 2 肋骨和第 3 肋骨之间的区域，以及肋骨下缘**

前面在第 67 页“糖尿病”的章节也介绍了，右大腿内侧，膝盖和腹股沟的中间有与肝脏对应的位置。另外，在右小腿肚，膝盖与脚背中间，也有与肝脏对应的位置。

改善肝脏疾病的按摩①

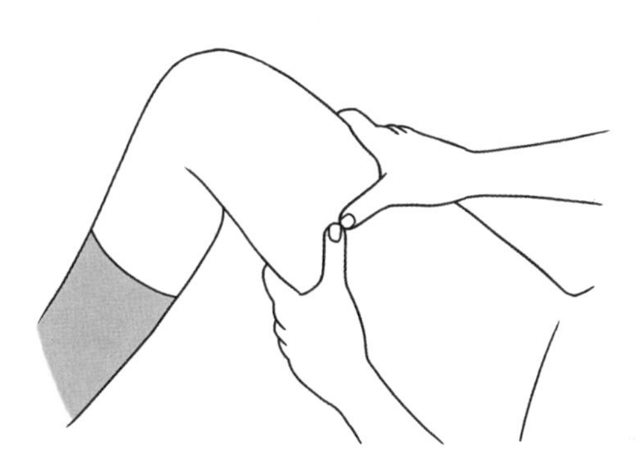

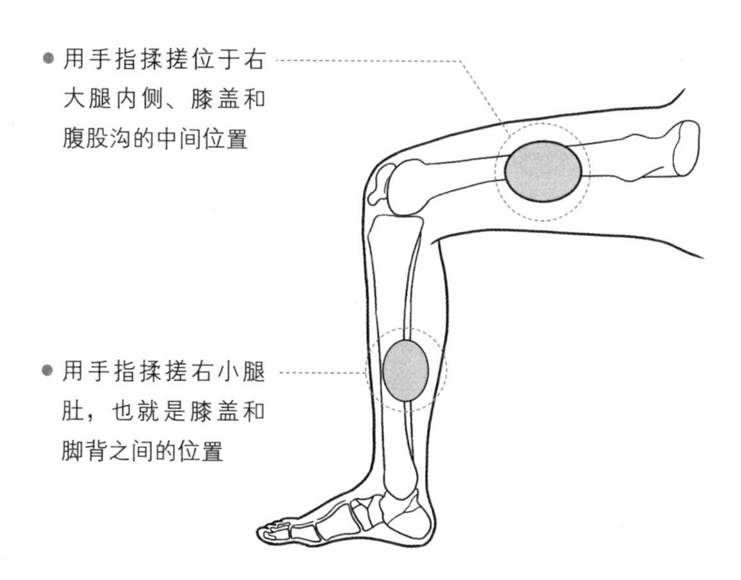

改善肝脏疾病的按摩②

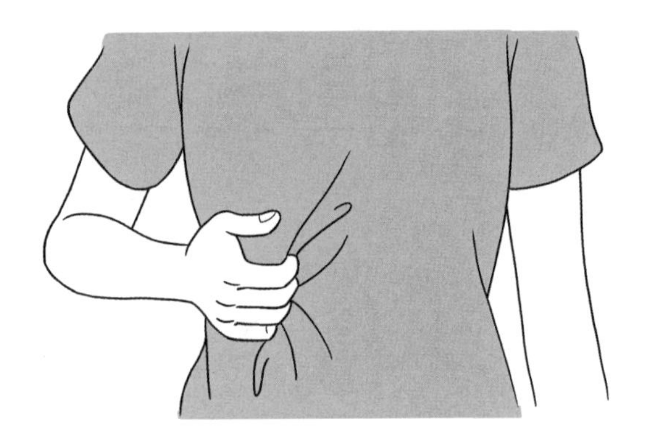

● 用手指揉搓右侧第 2 肋骨和第 3 肋骨之间的区域，以及肋骨下缘

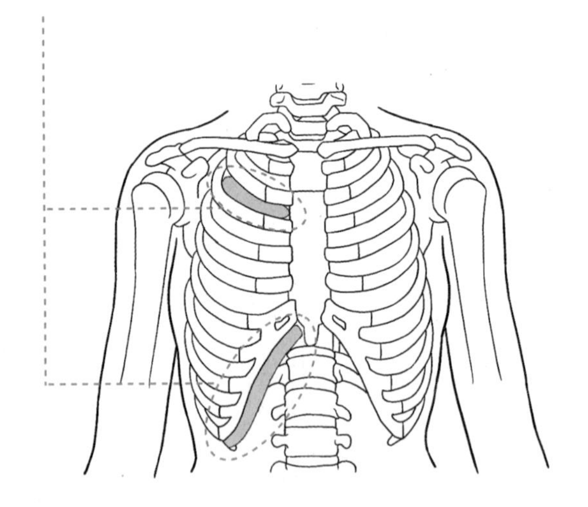

肝脏不适的人按压上述任一位置都会感觉疼痛，所以应该很容易找得到。通过揉搓，可以刺激与肝脏关系密切的能量通道——肝经，提高肝功能。

除此之外，肝脏不适的人，也会因为其身体右侧萎缩，造成血液和淋巴液流动停滞，所以记得揉搓右侧第 2 肋骨和第 3 肋骨之间以及肋骨下缘，以疏通瘀堵。

建议的饮食和保养方法

- **蛤蜊味噌汤**
- **姜汁贴**

蛤蜊和牡蛎等贝类，对提高肝功能很有帮助。直接购买市面上售卖的蚬精也无妨，但如果想通过日常饮食来改善肝功能，我向各位推荐这款蛤蜊味噌汤。

肝功能和眼睛有关，所以在第 73 页介绍的梅干番茶也很适合肝功能衰弱的人饮用。除了梅干，适量摄取黑醋、柠檬等酸味食物也有益于肝脏保养。此外，据说艾草、郁金也能发挥保肝的作用。

我们吃下的食物经肠道吸收后，统一由肝脏负责处理，为了减轻肝脏的负担，要尽量避免摄取酒精、化学药物、食品添加剂。当然，不要累积压力，要保持充足的睡眠，让肝脏充分休息，也是非常重要的。

在居家保健方面，向各位推荐姜汁贴。其作用是促进血液循环，改善血液的混浊和停滞状态。

蛤蜊味噌汤的做法

❶ 将蛤蜊（200克）浸泡在淡盐水中，使其吐沙后再冲洗干净。
❷ 把蛤蜊和水（4杯）倒进锅内，加热。
❸ 加热到蛤蜊壳打开后，加入味噌（60克），搅拌均匀，关火。

※味噌分量可依个人口味调整。

姜汁贴的做法

❶ 把姜（150～300克）刷洗干净，连皮一起磨成泥。
❷ 将水（4～7升）烧开，静置放凉到70℃～80℃。
❸ 用棉布袋过滤步骤1的姜泥，再把挤出来的汁液加入步骤2的水中搅匀即可。

④ 把毛巾浸泡在步骤3的热姜汁中，拧干后敷在肝脏的位置。在湿毛巾上再盖一条干毛巾以保温。

⑤ 变凉后把毛巾重新浸泡在热姜汁里，拧干后再敷。重复同样的步骤，共敷约15分钟。

乳腺炎

顾名思义，乳腺炎就是乳腺发炎，会出现乳房肿胀、发红、硬块、疼痛和发热等症状。

发病的原因很难一概而论，但主要因素之一是甜食和动物性食物摄取过量。中医把位于乳头的穴位称为“乳中”，这个穴位属足阳明胃经，所以乳房不适通常与胃部有关。

另外，寒冷也会导致乳房不适。乳房虽然脂肪含量高，但血管和肌肉的比例较少，加上位于体表，所以是容易受寒的部位。

乳腺炎面诊法

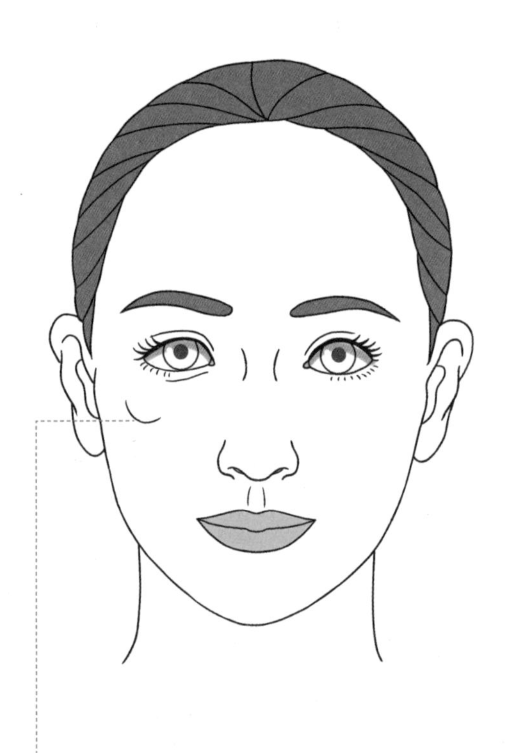

● 颧骨上方隆起

面诊法

● 颧骨上方隆起

脸颊是反映肺部状态的部位。换言之，脸颊和胸部有关。若脸颊上方呈现不自然的隆起，有可能是得了乳腺炎。

如果隆起的情况很明显，大多表示乳腺的肿块是硬块；相反，如果隆起的情况不明显，表示乳腺的肿块柔软。我们可以仔细触摸，确认有没有这样的情况。

按摩

● 把肩胛骨假想成乳房，用手指揉搓和肿胀位置相同的部位

乳房的形状和肩胛骨相似。根据望诊法的理论，形状相似的部位彼此相关。所以我们触摸乳房，确认肿胀的位置之后，把肩胛骨假想成乳房，用手指揉搓和肿胀位置相同的部位。

举例来说，右侧乳房上方肿胀，可以揉搓右侧肩胛骨上方。触摸肩胛骨时，应该不难发现在与乳房肿胀相同的位置上，有肌肉僵硬、气血不顺的感觉，甚至会觉得疼痛。揉搓的方法是用指尖以捏放的方式放松位于肩胛骨上方的肌肉。

感觉肩胛骨的肌肉已经搓松以后，再触摸乳房，确认肿胀的

预防乳腺炎的按摩方式

● 把肩胛骨假想成乳房，用手指揉搓和肿胀位置相同的部位

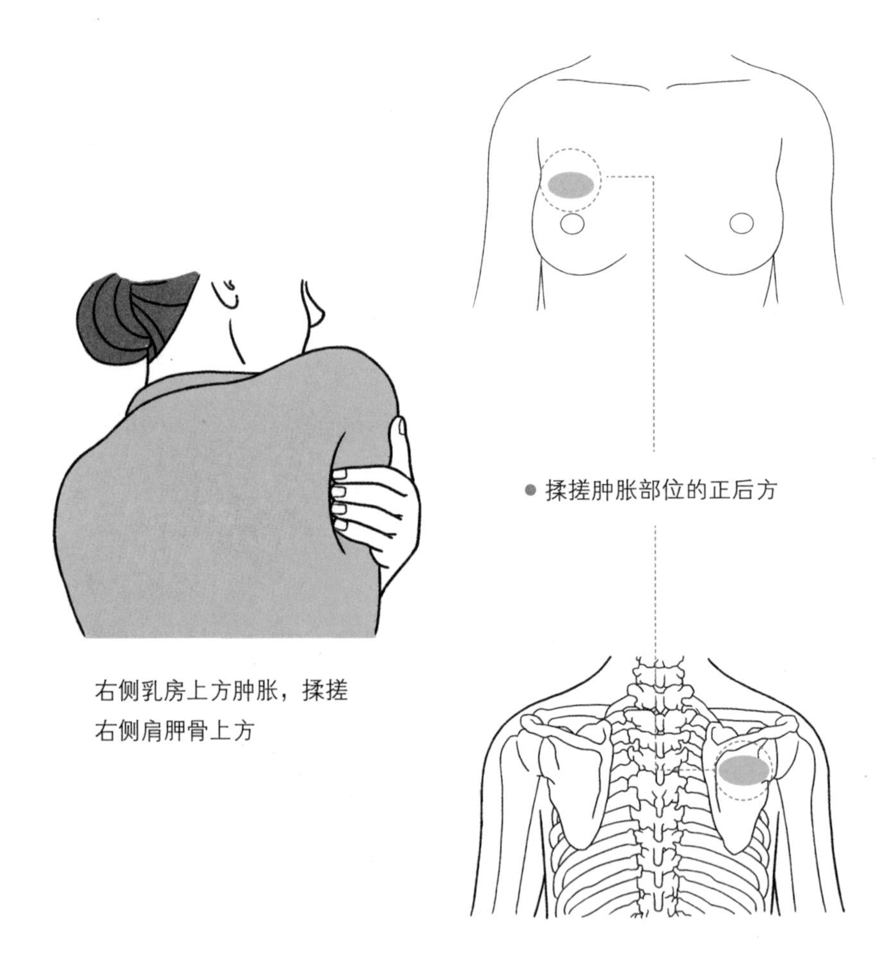

右侧乳房上方肿胀，揉搓
右侧肩胛骨上方

变化。只要使肩胛骨的肌肉放松，就能使肿胀缩小，甚至消失。亲身体验过的人无不讶异。如果肿胀一直不见改善，就要去看医生了。

建议的饮食和保养方法

- **红白萝卜汤**
- **豆腐贴**

为了预防与改善乳腺炎，下面向各位介绍一道红白萝卜汤，是用磨成泥的胡萝卜和白萝卜，加上海苔和梅干制成的。

罹患乳腺炎的人，大多是因为甜食和动物性食物摄取过量，导致乳腺被脂肪阻塞。白萝卜不仅具有溶解体内多余脂肪的作用，还有抑制发炎的作用。

胡萝卜和梅干均能够发挥净化血液的作用。为了预防和改善乳腺炎，净化血液是相当关键的一环。

另外，海苔被视为有益于肾脏的食物。肾脏上方是分泌雌激素的肾上腺所在处，所以调整肾脏的状态，有助于内分泌系统的调整。

调整胃部的必要条件是细嚼慢咽，并且要在日常生活中注意身体保暖。

有乳腺炎困扰的人，适合使用豆腐贴，因为豆腐可以吸热和消炎。在此补充说明一点，如果确定罹患乳腺癌，太冷或太热都不恰当。请记住，乳腺炎和乳腺癌的保养方法不同。

红白萝卜汤的做法

❶ 把白萝卜泥（2 大勺）和胡萝卜泥（2 大勺）倒进锅内混合，加水（1 杯），用小火煮到沸腾。

❷ 把梅干（半个）和撕碎的海苔（半片）倒入锅内，用小火煮 2 ～ 3 分钟，再滴入酱油（2 ～ 3 滴）调味。

❸ 每次食用的分量是一半。

※ 如果同时吃肉类，加点姜汁更好。请现做现吃。

豆腐贴的做法

❶ 准备 1 ～ 2 块豆腐（共 400 克左右），充分沥干水分。

❷ 把豆腐直接贴在患部并固定，静待一段时间。

※ 豆腐贴的效果可维持约 4 小时。如果在敷的过程中豆腐变黑，请及时更换新豆腐。

便秘、腹泻

受便秘或腹泻之苦的人应该不在少数。咀嚼不足和身体发冷，是许多现代人的通病。两者皆会引起胃下垂，造成器官整体下垂而使肠道受到压迫，并随之下垂，连带肠道功能也减退了。

肠道不适对身体健康的影响很大。若肠道功能无法正常运作，废物与有害物质就无法正常排泄，身体也无法吸收必要的营养。

同时，具有免疫功能的淋巴细胞约有 70% 存在于肠道，若肠道发生问题，会造成人体免疫力下降，增加生病的概率。根据最近的研究，若肠道菌群产生变化，人的性格也会跟着改变。换言之，保护肠道健康，等于守护身心健康。

有便秘或腹泻困扰的人，表示肠道一定出了问题。这时看看自己的脸，必定能够发现明显的征兆。

面诊法

- **嘴唇向左上方歪（便秘），或者向左下方歪（腹泻）**
- **下唇左侧比较肿或出现斑点（便秘）**

● 下唇左侧脱皮、干燥，显得很粗糙（腹泻）

肠道的状态反映在下唇。下唇右侧反映的是小肠的状态，左侧反映的是大肠的状态。

便秘和腹泻面诊法

下唇右侧反映的是小肠的状态，左侧反映的是大肠的状态

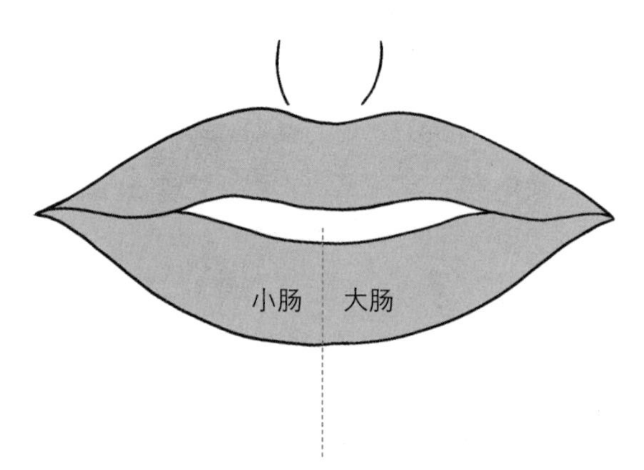

● 嘴唇向左上方歪（提示便秘），
或者向左下方歪（提示腹泻）

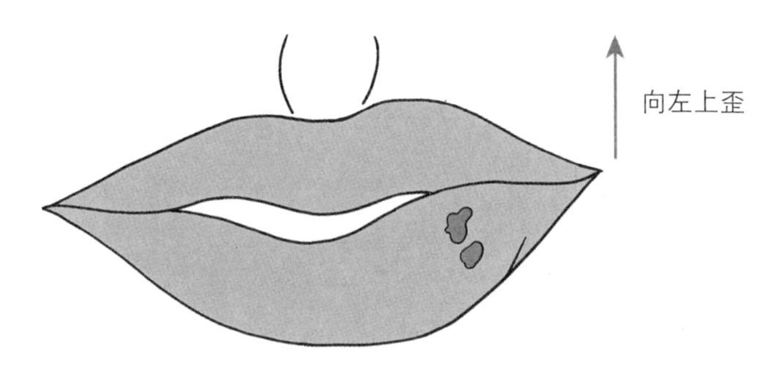

● 下唇左侧比较肿或出现斑点（便秘）

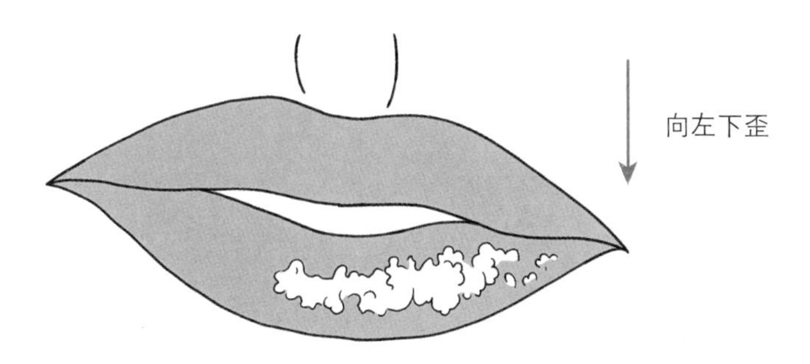

● 下唇左侧脱皮、干燥，显得很粗糙（腹泻）

站在镜子前，仔细确认。大多数情况下，嘴唇向左上方歪提示便秘，向左下方歪则提示腹泻。

腹泻会导致身体水分不足，所以下唇左侧会发白，变得粗糙干裂。便秘的人，除了下唇左侧显得比较肿胀，有时也会出现黑色或红色的斑点。

按摩

● 按摩唾液腺

为了减轻肠道负担，首先要做的就是细嚼慢咽。另外，确保唾液能顺利分泌也很重要。唾液顺利分泌，就可以促进消化，进而降低胃肠负担。唾液当中含有调节激素的免疫物质，也具有一定的杀菌作用。

细嚼慢咽能促进唾液分泌，所以为了加强唾液的分泌，下面向各位推荐的就是按摩唾液腺。除了位于耳下的腮腺、位于下颌骨的颌下腺、位于舌下的舌下腺，还有位于颌下腺和舌下腺之间的黏液腺，建议各位仔细刺激这 4 处唾液腺。具体方法是：手指沿着耳下到下颌的线条逐渐移动，以按压的方式按摩。每天按摩的次数不限，做几次都可以。

改善便秘和腹泻的按摩

- 手指沿着耳下到下颌的线条逐渐移动，以按压的方式给予刺激（按摩唾液腺）

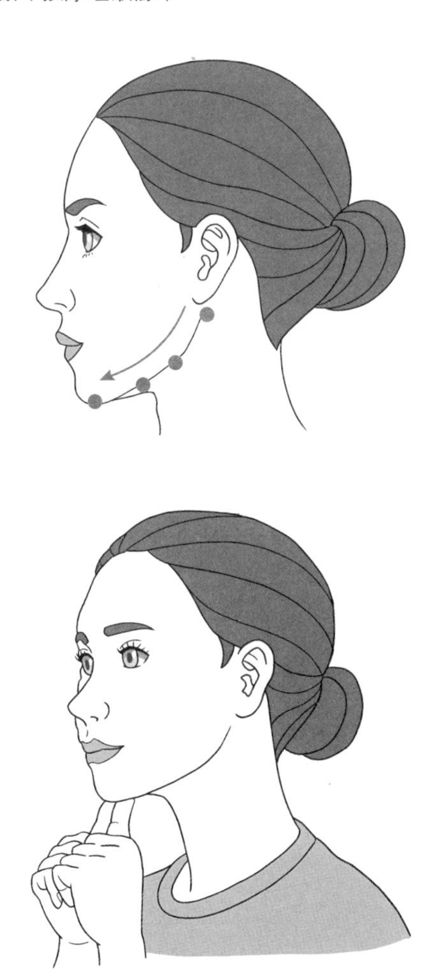

建议的饮食和保养方法

- **葛汤**
- **细嚼慢咽**

葛具有调理肠胃的作用，改善血液循环的效果也很好。我们可以多喝葛汤，原料就是由葛根制成的葛粉。

如果要改善腹泻，可以把葛粉的分量增加到 3 倍，制成葛膏服用，效果更好。

因食物中毒所造成的严重腹泻，食用以日式梅干黑烧（将梅干烧成黑炭状）法制作的梅干，可以得到缓解。

为了改善便秘，除了葛汤，也要多吃富含纤维素的食物。

另外，用餐时请务必提醒自己要细嚼慢咽。吞咽每口食物之前，至少咀嚼 25 ～ 30 次。

便秘和腹泻大多与受寒有关，所以平常我们也要特别注意防寒保暖。

腹式呼吸也能对肠道发挥作用。通过呼吸所带来的“泵”作用，等于让器官接受按摩，进而改善胃肠的血液循环。

葛汤的做法

❶ 把水（1杯）和葛粉（1大勺）倒入锅内，仔细搅拌均匀。

❷ 加入盐（少许），大火加热。

❸ 用长筷子仔细搅拌，熬煮，直到变得浓稠、透明。

※ 趁热可以当作日常的正餐或点心。加点姜汁佐味也不错。

不孕、生殖器官疾病、尿频和漏尿

生殖器官疾病和排尿问题主要表现在腰部以下不适，腹部变得僵硬。腹部僵硬的最主要原因是咀嚼不足。咀嚼不足会增加胃肠负担，久之造成器官下垂，压迫生殖器官和附近的括约肌（肛门和位于尿道周围的环状肌肉），导致女性出现子宫和卵巢方面的疾病，男性出现前列腺功能失调、尿频、漏尿等各种问题。

咀嚼不足，唾液的分泌会跟着减少。根据炼堂先生的说法，唾液腺和性腺有关。唾液分泌一旦失调，阴道分泌物也会减少，导致精子无法一路游到子宫输卵管，因而不易受孕。不止是女性，男性的性腺分泌功能变差，也会增大不孕的概率。

除了咀嚼不足，下半身发冷、运动不足造成肌肉僵硬，也会使腹部变得僵硬。换言之，只要消除腹部僵硬的问题，就能有效改善多数不适症状。

面诊法

- **上腭（鼻子下方到嘴唇的线条）突出**
- **嘴角泛黑**
- **嘴角发红**
- **嘴角的小疹子常年复发**

上腭突出非先天性问题，而是后天骨骼歪斜所造成的。上腭突出的人，按压耻骨时应该会感到疼痛。原因是咀嚼不足，造成胃肠下垂，使耻骨受到压迫而往前突出。

不孕、生殖器官疾病、尿频和漏尿面诊法

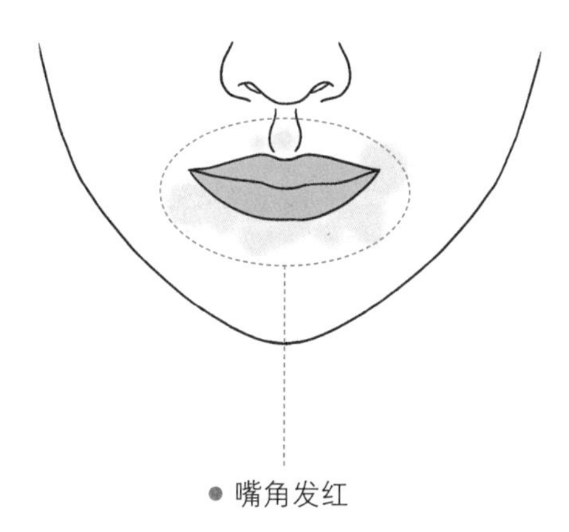

● 嘴角发红

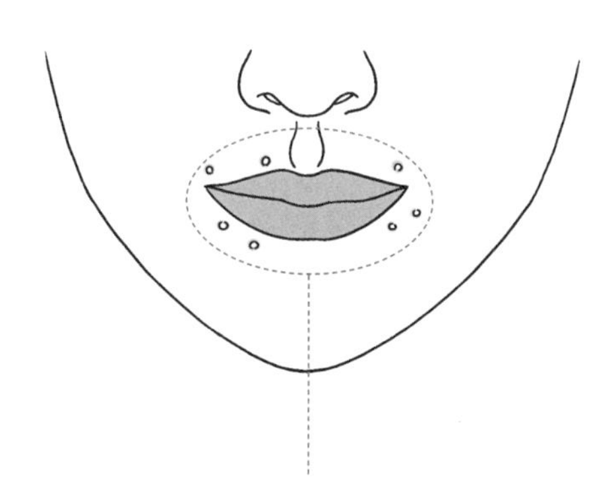

● 嘴角的小疹子常年复发

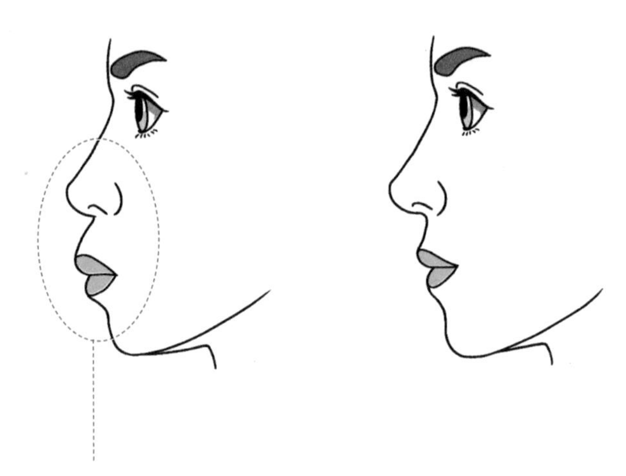

● 上腭（鼻子下方到嘴唇的线条）突出

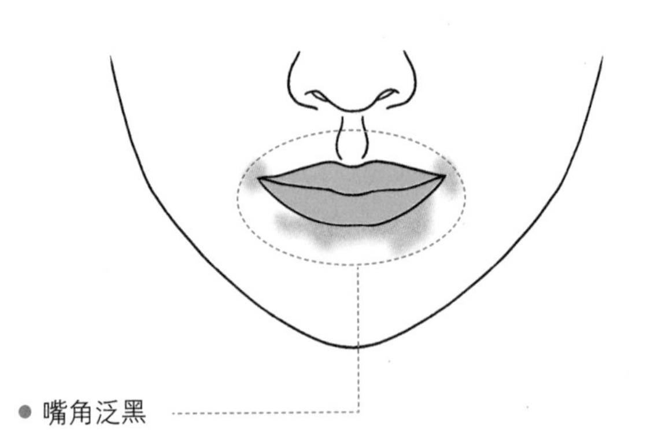

● 嘴角泛黑

炼堂先生随堂小专栏

根据望诊法的理论，位于下颌周围的唾液腺和位于骶骨的性腺各有 4 处。其中，腮腺和子宫颈黏液、颌下腺与皮肤腺黏液、黏液腺与阴道黏液、舌下腺与前庭大腺产生联动。换言之，唾液的分泌功能一旦减退，就会造成性腺分泌异常。所以，若这 4 大腺体的功能处于失调状态，不论男女，都容易造成不孕。

以这个理论为出发点，向我们咨询烦恼于无法怀孕的 27 对夫妻，经过一段时间的按摩后，后续都反馈顺利怀孕的消息。

※ 人体学、生理学中并没有“黏液腺”的说法。

一旦耻骨突出，边缘变得僵硬，肌肉就会失去弹性，引起尿频和漏尿。此外，因咀嚼不足导致唾液分泌减少，从而引起性腺分泌异常，还有因肠胃下垂使生殖器官受到压迫，也会引发不孕、前列腺增生、勃起功能障碍、妇科疾病等。

嘴角反映的是生殖器官的状态，所以请勿忽略嘴角出现的变化。嘴角泛黑是性激素分泌功能下降的征兆。以女性而言，当嘴巴周围发红，可能提示阴道发炎。

如果嘴角出现常年复发的疹子，有可能罹患妇科疾病或性病，建议及早就医检查。

按摩

- **用手指揉搓左右两侧耻骨下缘**
- **女性可以用手指揉搓右小腿肚正中央**
- **以“按腹”法来软化腹部**

上腭突出的人，表示耻骨上缘变得僵硬。为了改善肌肉僵硬，可以用手指仔细揉搓左右两侧的耻骨。耻骨上缘有一块称为“锥状肌”的三角形肌肉，附着在耻骨结合部之上的左右两侧。按摩时，请想象着要舒缓这块肌肉。

如果是女性，配合用手指揉搓右小腿肚正中央的动作，效果更好。

接着可以试试软化腹部的“按腹”法。“按腹”的目的是防止因咀嚼不足造成胃肠下垂，导致被称为“腹白线”的腱膜因拉扯而变硬；其他变硬的腱膜还有前纵韧带、后纵韧带、黄韧带、棘间韧带和棘上韧带。一旦缓解了这 6 处的僵硬情况，血液、淋巴液的循环都会得到改善。不仅限于生殖器官，这个动作对各种因咀嚼不足所引起的器官不适，都能发挥改善的效果，堪称“万能”，大家可以多试试。

建议的饮食和保养方法

- **鹿角菜味噌汤**
- **肾脏的保暖方法**

生殖器官的不适也与激素有关。肾上腺会分泌激素；在中医学中，肾上腺也包含在肾经中。膀胱也是由肾脏“掌管”的器官。饮食上，要多吃可以保护肾脏的食物。

黑色食物能够让肾脏恢复元气，尤其是海藻类和豆类。除了摄取红豆和黑豆，更简单的方式是直接吃海苔，或者饮用鹿角菜味噌汤，也能发挥不错的食疗效果。除此之外，我推荐大家多吃木耳，或者在菜肴里撒些黑芝麻。

就保养方法而言，注意肾脏的保暖能发挥显著效果。肾脏的位置在腰部，所以请注意腰部的保暖。“暖暖包”的热度有限，最好能使用热水袋或温热器具。

改善不孕、生殖器官疾病、尿频和漏尿的按摩①

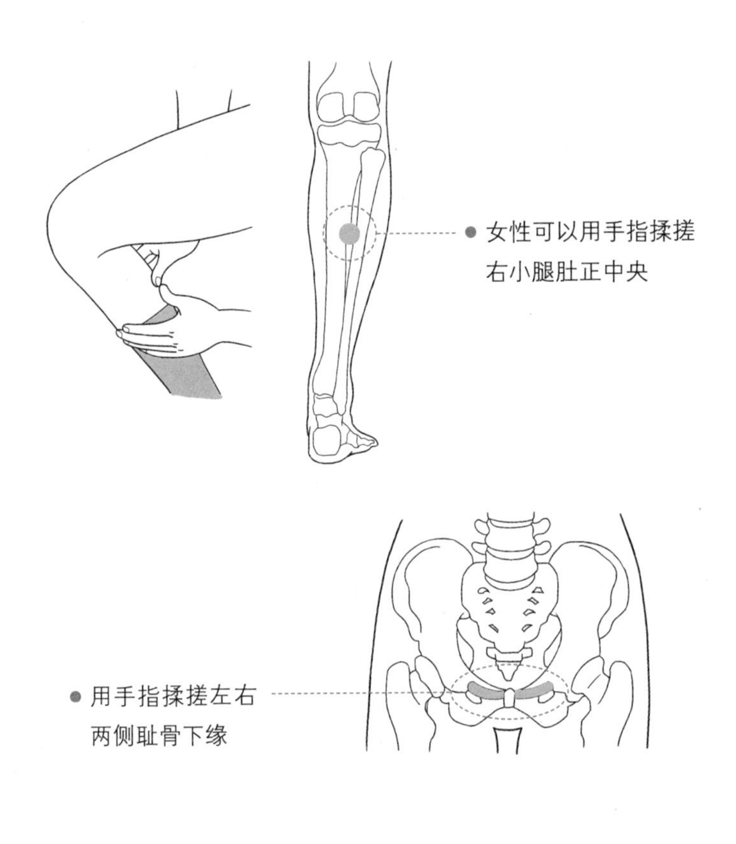

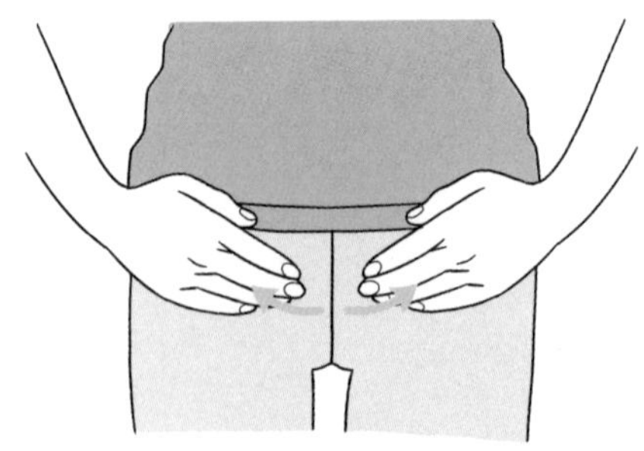

改善不孕、生殖器官疾病、尿频和漏尿的按摩②

● 以“按腹”法来软化腹部

①放松“腹白线”：用指尖揉搓心窝位置、呈“V”字形的肋骨下缘，再用手指左右揉搓耻骨联合上缘。

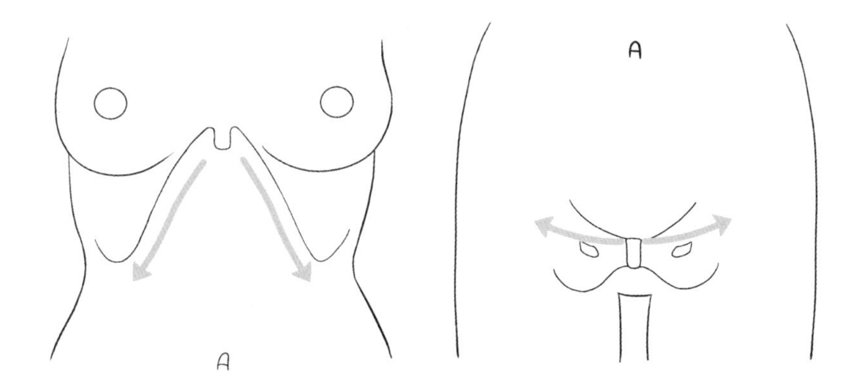

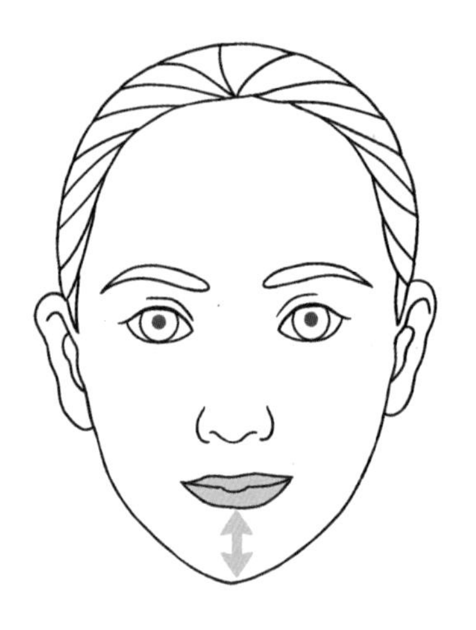

②放松前纵韧带：指尖放在下唇下方，上下来回用力摩擦3～4次。

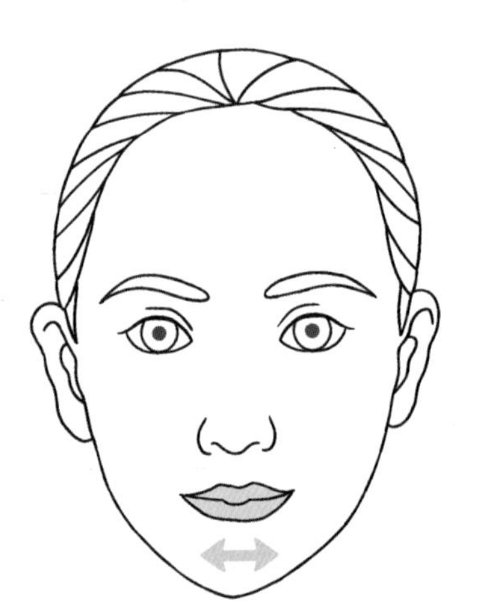

③放松后纵韧带：指尖放在下唇下方，左右来回用力摩擦3～4次。

④ 放松黄韧带：手指放在额头正中央，朝头顶的方向移动到凹陷处（百会穴），以指尖前后来回用力摩擦3～4次。

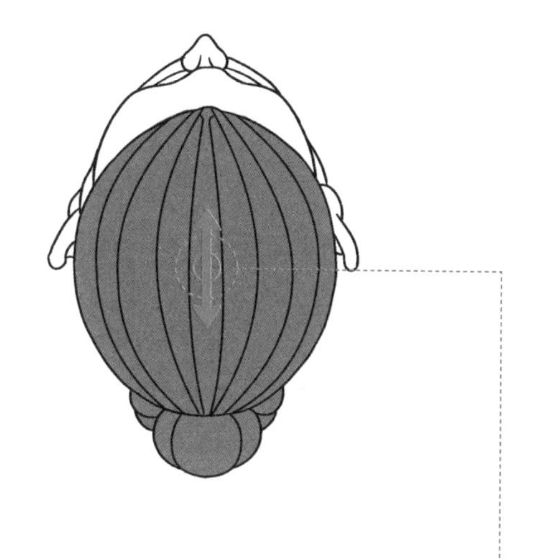

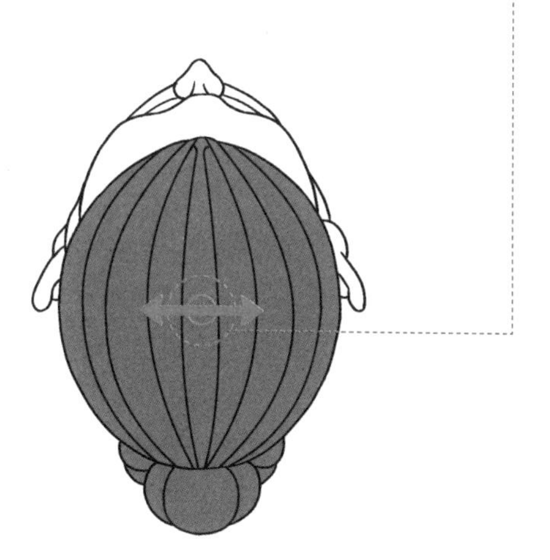

⑤ 放松棘间韧带：接续步骤4，以指尖左右来回摩擦百会穴3～4次。

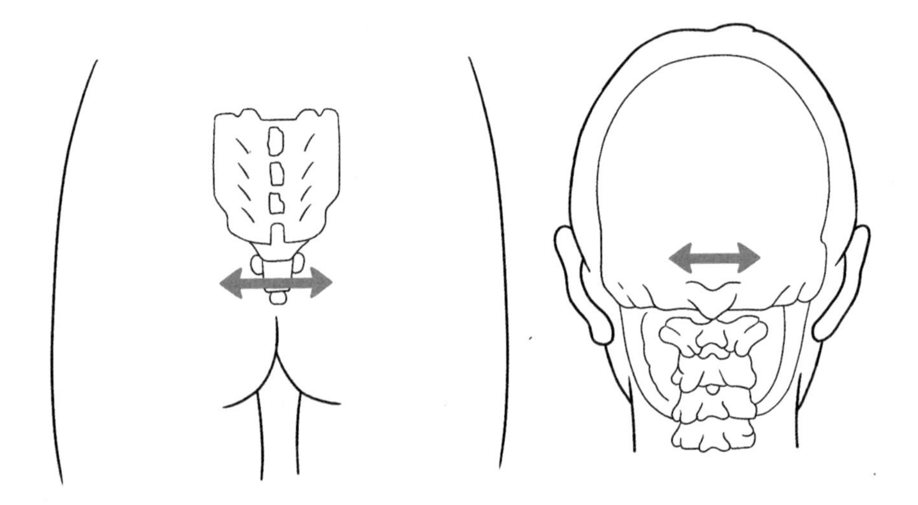

⑥ 放松棘上韧带：以指尖左右来回用力摩擦尾骨 3 ～ 4 次；接着把手指放在颈椎和顶骨连接部之上约 2 厘米处，指尖用力左右来回摩擦 3 ～ 4 次。

当然，腹部发冷的最大原因是咀嚼不足，所以请随时提醒自己要细嚼慢咽。另外，下半身保暖和加强运动也很重要。

鹿角菜味噌汤的做法

❶ 用适量高汤和味噌煮味噌汤。
❷ 加入适量鹿角菜，略煮即可。

肾脏的保暖方法

❶ 把装了热水（温度稍微高一点）的热水袋放在腰部敷10～20分钟，直到皮肤稍微变红。
❷ 每天热敷1～2次。

※ 使用热水袋热敷时，可以在皮肤和热水袋之间垫一条毛巾作为缓冲，避免热水袋与皮肤直接接触。请务必注意，以免烫伤。

围绝经期障碍

围绝经期障碍，即围绝经期综合征，又称更年期综合征，是指妇女绝经前后由性激素波动或减少所致的卵巢功能减退，并伴有躯体及精神心理症状的一组症候群。不限于女性，男性也会因雄性激素分泌减少而引起中老年男性部分雄激素缺乏综合征。

类似围绝经期障碍症状

● 单侧耳朵异常发红

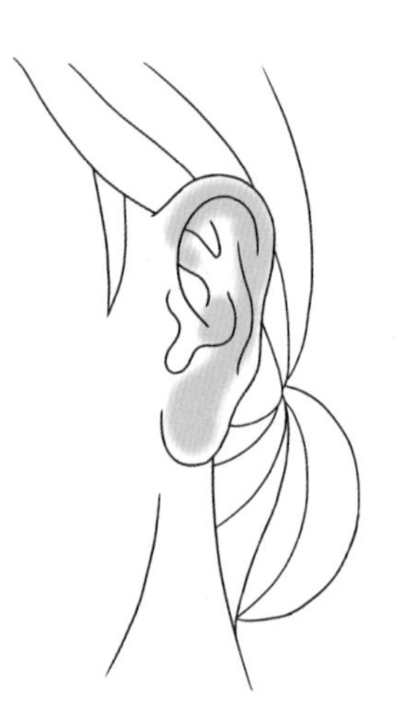

● 耳朵僵硬（如果无法折成三折，就算太硬）

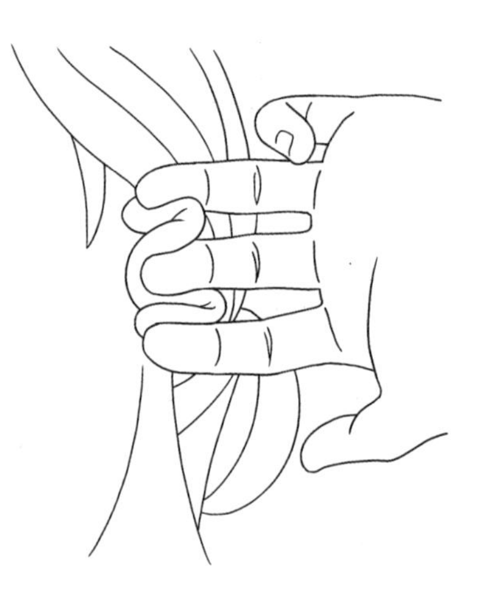

围绝经期障碍与性激素分泌关系密切，而激素分泌不仅与肾脏有关，还和自主神经有关。为了预防和改善围绝经期障碍，调整自主神经和强化肾功能是最有效的方法。

面诊法

- **耳朵僵硬（如果无法折成三折，就算太硬）**
- **单侧耳朵异常发红**

耳朵的形状就像胎儿倒立的姿态，对应于全身各部位。此外，基于耳朵和肾脏形状相似，中医认为若耳朵出现异常，肾脏也会跟着出现问题。其中一项判断标准就是耳朵的僵硬程度。

请各位仔细触摸自己的耳朵，确认耳朵是否僵硬。不僵硬的标准是耳朵能够像屏风一样，上下折成三折。如果无法折成三折，表示耳朵过于僵硬，说明激素的分泌可能减少，容易出现围绝经期障碍。

如果单侧耳朵异常发红，可能提示激素分泌出现异常。

改善围绝经期障碍的按摩

● “放松耳朵呼吸法”

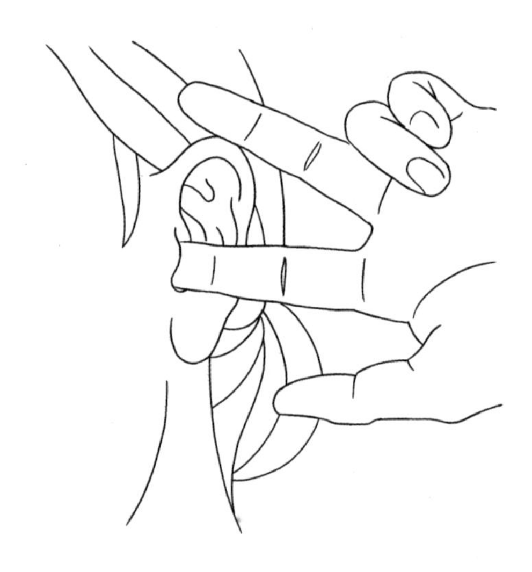

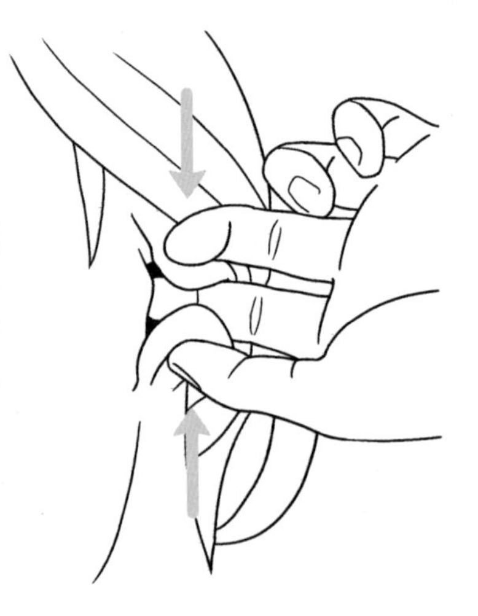

① 把食指插进耳洞，再用中指和大拇指将耳朵上下折起，夹住食指。

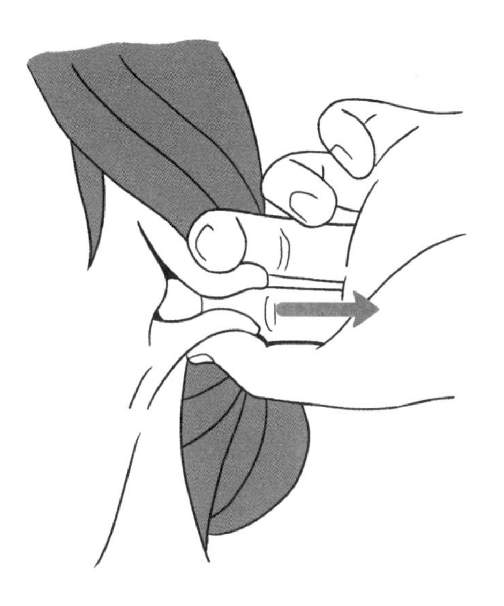

② 用中指和大拇指轻轻拉扯耳朵。食指要保持插进耳洞的动作，不要露出来。

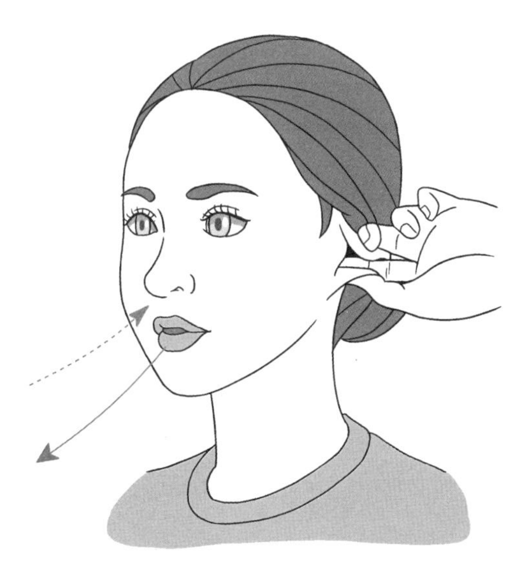

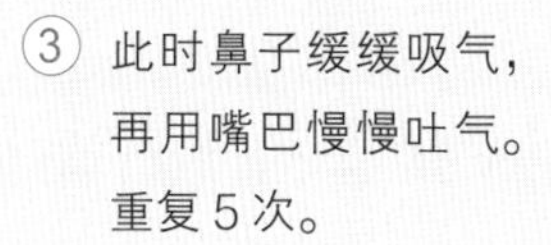

③ 此时鼻子缓缓吸气，再用嘴巴慢慢吐气。重复5次。

按摩

● **“放松耳朵呼吸法”**

为了强化肾功能并改善激素分泌，让僵硬的耳朵得到放松很重要。因为软化耳朵，有助于舒缓围绝经期障碍所产生的不适症状。

在此，向各位推荐“放松耳朵呼吸法”，方法非常简单，按摩之后，耳朵马上变软。这个按摩法也有活化自主神经的作用，能够体验到身体确实变暖和了。

因为耳朵放松一段时间又会变得僵硬，所以一想起就多做几次，但要注意不要让耳朵受伤。

建议的饮食和保养方法

● **煮黑豆**

● **泡脚**

为了调整激素分泌，积极食用具有补肾效果的食物很重要。除了煮黑豆，也要多吃前面章节中介绍的黑色食物。

热潮红是围绝经期障碍最具代表性的症状之一，这种情况大多是气上升到头部所引起的。为了使上升的气降下来，调整自主神经和温暖下半身是两大要务。有意识地缓慢呼吸，利用泡脚温暖下半身，也可发挥很好的效果。

煮黑豆的做法

❶ 将黑豆浸泡在水中一晚，使之吸水变大。

❷ 加入适量酱油和盐调味，把黑豆煮软。

※ 调味料的分量可依个人口味调整。

泡脚的方法

❶ 把 42℃～43℃的热水倒进足浴盆。

❷ 把脚伸进去浸泡约 20 分钟。

※ 如果中途水变凉，可再倒入热水。小心不要被烫伤。

格雷夫斯病（甲状腺功能亢进症）

甲状腺位于脖子的前面、喉结下方，是负责分泌甲状腺激素的器官。

在各种甲状腺相关的疾病当中，格雷夫斯病（Graves' Disease）是因免疫系统障碍，导致甲状腺激素过度分泌的疾病，属于甲状腺功能亢进症。症状包括容易疲倦、异常多汗、脉搏加快，若进一步恶化，也可能引起心肌肥厚，进而引发其他心脏疾病。

格雷夫斯病的特征是激素分泌异常，所以和自主神经脱不了关系。据说这个病会受到压力的影响，所以在压力巨大的现代社会，该病患者的人数不断增加。在美国，甚至有越来越多的人主张“定期健康检查也应该包含甲状腺检查”。

同时，它也属于喉咙方面的疾病，所以有人认为，容易罹患此病的人，属于“有话想说却说不出口”的类型。

格雷夫斯病面诊法

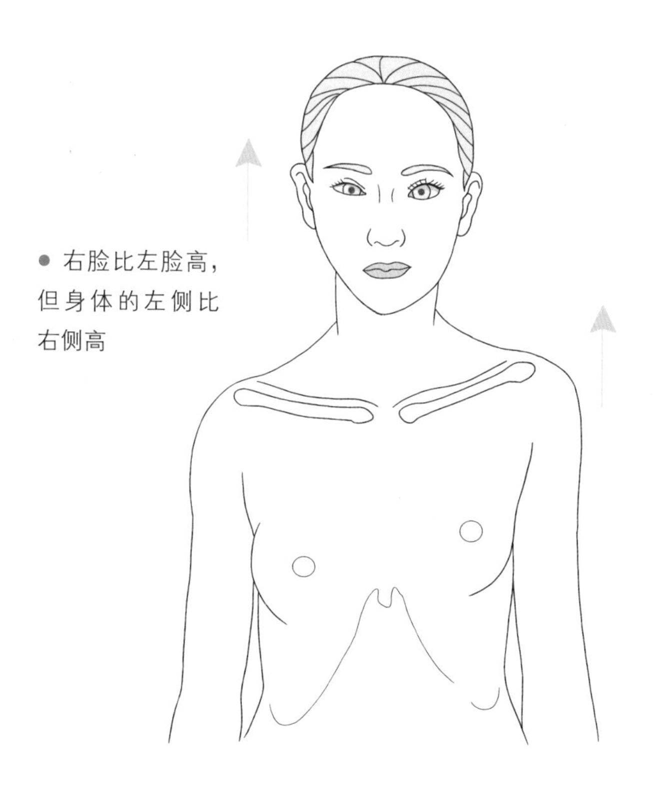

改善格雷夫斯病的按摩

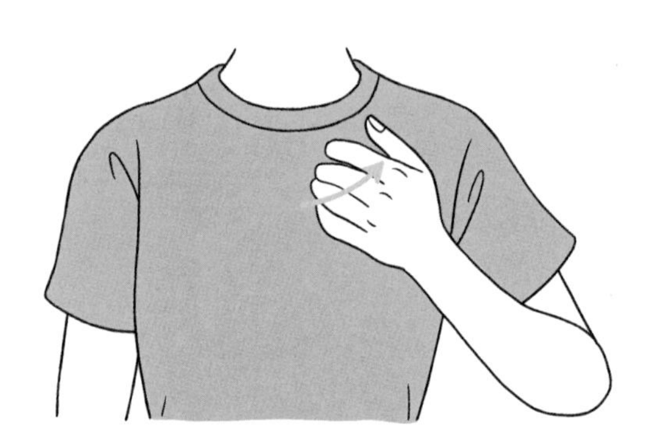

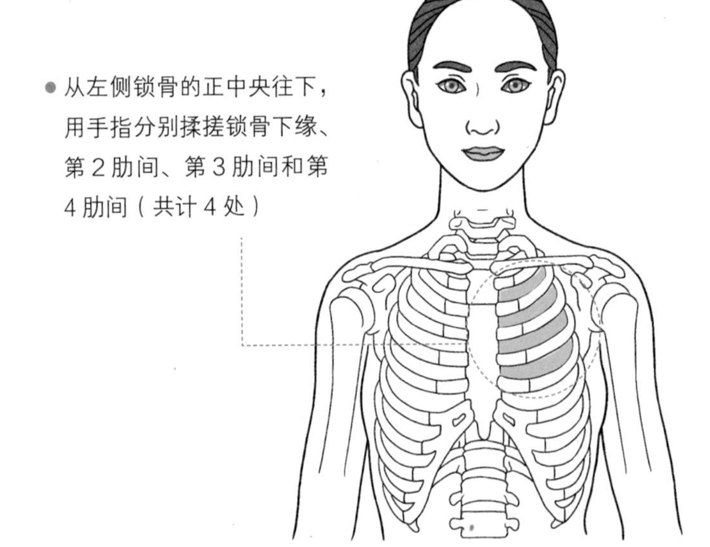

面诊法

● 右脸比左脸高，但身体的左侧比右侧高

一般而言，身体的左侧因紧绷而变得僵硬时，脸的左侧也会因僵硬而隆起。但如果是右脸出现僵硬，提示甲状腺有可能出现异常。

罹患甲状腺疾病的人，绝大多数都是脸的右侧和身体的左侧出现僵硬，相反的情况很少。

按摩

● 从左侧锁骨的正中央往下，用手指分别揉搓锁骨下缘、第 2 肋间、第 3 肋间和第 4 肋间（共计 4 处）

根据望诊法的理论，脖子上的肌腱一旦变硬，就会导致血液循环变差，喉咙左侧、锁骨下方以及第 2 肋间近胸骨处会肿起来，甲状腺激素的分泌也会出现异常。只要多揉搓左侧锁骨下方、第 2 肋间、第 3 肋间、第 4 肋间这 4 个位置，就可以缓解甚至消除因格雷夫斯病等造成的甲状腺肿大，非常不可思议。

炼堂先生随堂小专栏

我在前面已经说明“唾液腺和性腺各有 4 处，下颌与骶骨联动”。事实上，我认为这 4 腺和胸部都属于联动关系。

腮腺、子宫颈黏液和锁骨及第 1 肋间，颌下腺、皮肤腺黏液及第 2 肋间，黏液腺、阴道黏液及第 3 肋间，舌下腺、前庭大腺及第 4 肋间，都会产生联动。

前面也说过，唾液分泌改善后，会促使性分泌物的增加，受到影响的还有甲状腺激素。多揉搓锁骨至第 5 肋骨的周围，与其相关的唾液腺和性腺可能也会受到刺激，因而可能促进甲状腺激素的正常分泌。在做身体保健时，这些部位确实会产生联动关系，进而改善原本的不适。

※ 人体学、生理学并没有“黏液腺”的说法。

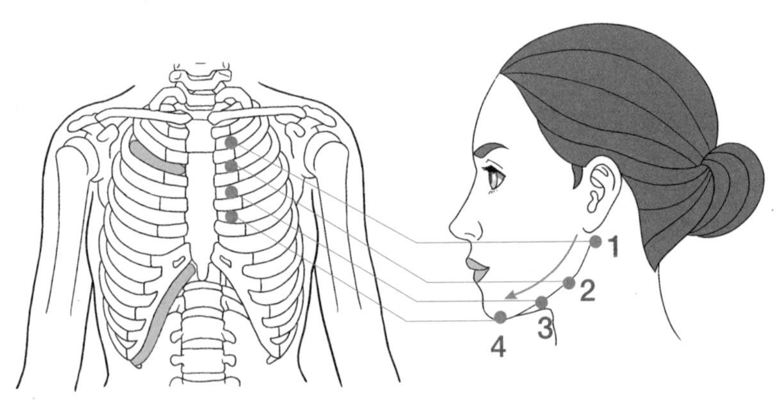

编者注：1. 腮腺　2. 颌下腺　3. 黏液腺　4. 舌下腺

另外，多揉搓胸口还有一个原因。根据炼堂先生的说法，和位于下颌周围的属于同系统的唾液腺也存在于胸和骶骨，所以就像唾液腺和性腺会联动一样，多揉搓胸口也可能对甲状腺激素的分泌产生积极影响。

建议的饮食和保养方法

- **芝麻盐**
- **呼吸法**
- **马铃薯贴**

格雷夫斯病等甲状腺疾病，对现代医学而言是一种难以治疗的疾病。但是，上述按摩有助于改善激素的分泌，所以养成居家保健的习惯，对自主神经的调整应该很有帮助。

至于饮食方面，建议多摄取富含钙的食物。为了调整自主神经，中医运用的药材是龙骨（哺乳动物的化石）和牡蛎壳。想必古人很早就知道这两种药材的钙含量丰富。

若想通过饮食增加钙的摄取量，我向各位推荐芝麻盐。不过，我要推荐的并不是在一般超市等随处可见的产品，因为质量不符合所需。可以的话，请各位选购优质的芝麻，自己动手制作，或从超市等选购质量较好的芝麻盐。

为了调整自主神经，正确地呼吸也很重要。不过大家不要想得太复杂，只要记得从嘴巴吐气，吐完气，再从鼻子吸气就好了。不断重复这个动作就可以了。习惯之后，配合第 79 页介绍的腹式呼吸法，效果更好。

芝麻盐的做法

1. 准备黑芝麻和天然盐（芝麻和盐的比例是 8∶2）。
2. 分别放入锅内拌炒，不要混合。
3. 将炒好的黑芝麻磨碎，混入炒好的盐搅拌均匀。

马铃薯贴的做法

1. 准备一个马铃薯和姜（姜的分量约为马铃薯的 10%），分别磨成泥。
2. 将两者混合至硬度比耳垂稍软一些，加入面粉搅拌均匀。
3. 把步骤 2 的混合物涂抹在纱布上，厚度为 1 ~ 1.5 厘米。
4. 直接敷贴在喉咙（甲状腺所在的位置），时间为 3 ~ 4 小时。

※ 敷贴之前，注意勿让身体发冷。

另外，当甲状腺肿得较严重时，建议试试具有消炎作用的马铃薯贴。

抑郁症、恐惧症

在现代社会，抑郁症和恐惧症等心理疾病发病人数与日俱增。基本上，只要到精神科就诊，医生都会开具药方。

但是仅靠药物无法根治，而且不能忽略药物所带来的副作用。请大家就自己能力所及，亲身实践自我调养方法。

罹患癌症等重症的人，多半受到抑郁症的影响。还有不少人才摆脱抑郁症的纠缠，却赫然发现癌症已找上门。

打破原有的思维模式并不简单，但依靠几个身体护理动作，就可以稳定精神，因为心灵与身体的相互影响力是如此强烈。

面诊法

- **抑郁症的人，脸的左侧（恐惧症为右侧）会向外扩**
- **抑郁症的人，左侧（恐惧症为右侧）锁骨下方到胸部一带呈现柔软和膨胀状态，按压时疼痛**

抑郁症和恐惧症面诊法

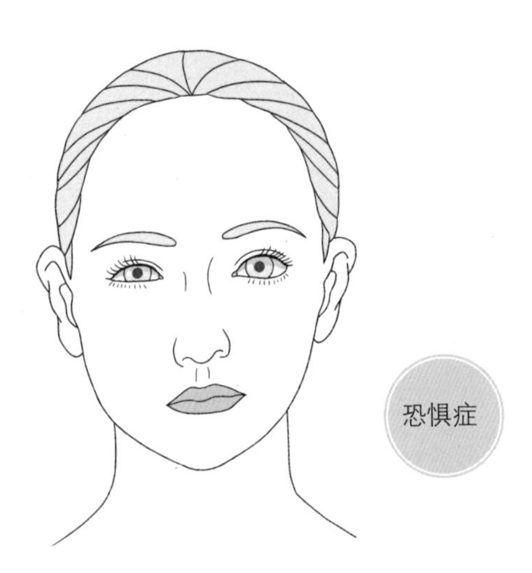

- 脸的左侧（恐惧症为右侧）会向外扩
- 左侧（恐惧症为右侧）锁骨下方到胸部一带呈现柔软和膨胀状态，按压时疼痛

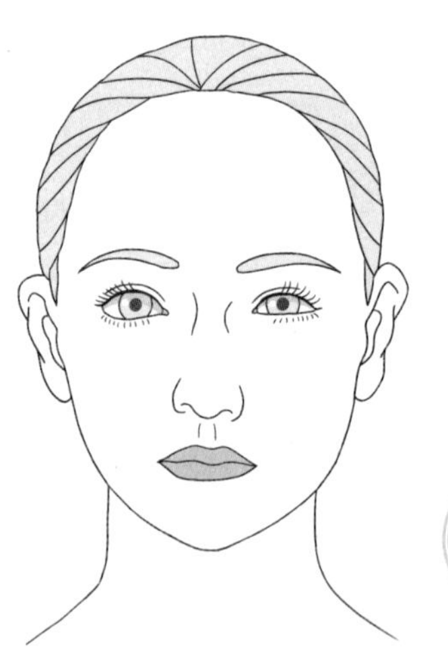

抑郁症和恐惧症可能与咀嚼不足有关。依照炼堂先生的说法，患抑郁症的人大多习惯用左侧咀嚼，而且没有好好嚼碎食物就吞下，所以造成身体左侧出现气滞血瘀；患恐惧症的人则大多用右侧咀嚼，同样没有细嚼，因而造成身体右侧出现气滞血瘀。

罹患抑郁症或恐惧症的人，按压锁骨下方到胸部一带，应该会觉得很痛。有些人甚至只要稍微被触碰一下，就忍不住发出“很痛”的惨叫声。这种情况表示身体某一侧出现了气滞血瘀。

按摩

- **用手指揉搓左侧（恐惧症为右侧）的太阳穴**
- **按摩唾液腺**
- **从左侧（恐惧症为右侧）锁骨正中央，以由内往外的方向，依序用手指揉搓锁骨下缘、第 2 肋间、第 3 肋间和第 4 肋间（共 4 处）**

缓解肋骨之间的僵硬，和改善甲状腺疾病的原理相同，都可促进唾液和激素的正常分泌，也有助于自主神经的调整。左侧锁骨中央的线条对应的是心脏，内侧对应的是胃和大肠。换言之，

改善抑郁症和恐惧症的按摩①

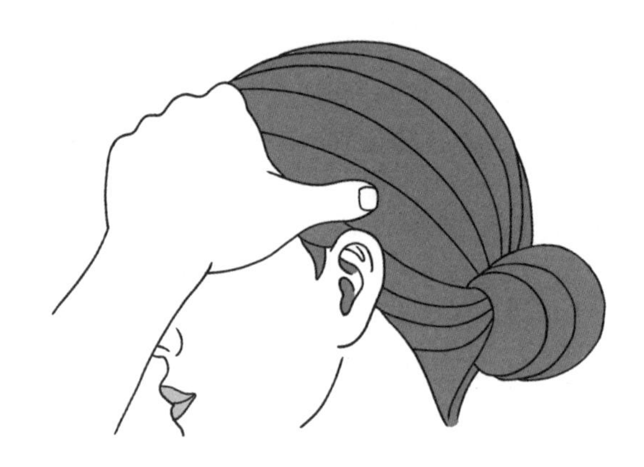

● 用手指揉搓左侧（恐惧症为右侧）的太阳穴

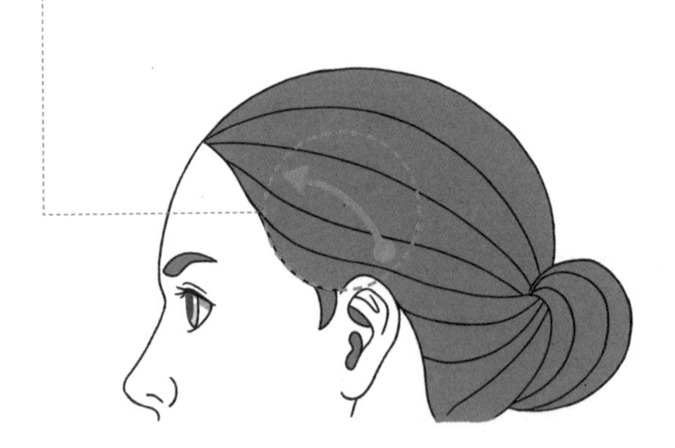

改善抑郁症和恐惧症的按摩②

● 按摩唾液腺（参照第 120 页）

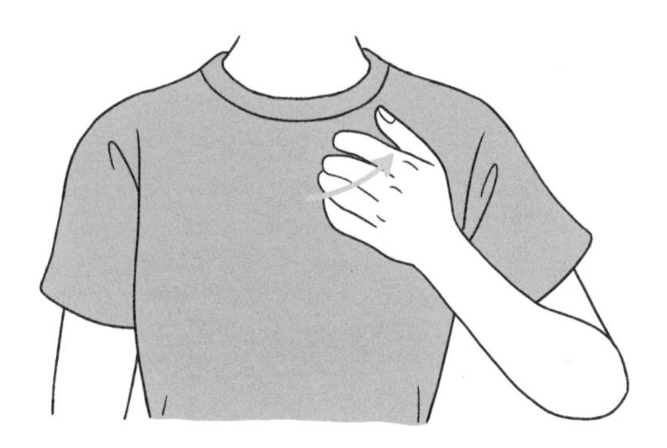

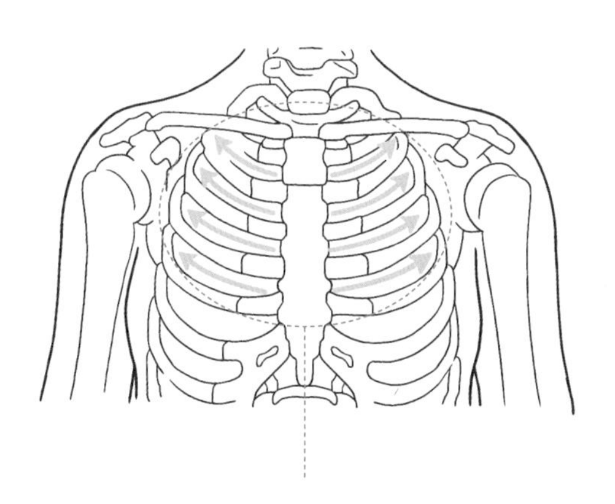

● 从左侧（恐惧症为右侧）锁骨正中央，以由内往外的方向，依序用手指揉搓锁骨下缘、第 2 肋间、第 3 肋间和第 4 肋间（共 4 处）

正因为心脏和大肠感到疼痛，所以才会罹患抑郁症。所以要仔细揉搓感到疼痛的地方。

按摩唾液腺的目的，是改善因咀嚼不足而减退的唾液分泌功能。唾液本身具备调整自主神经和稳定精神的作用。我经常做“吞咽口水”的动作，可以让上升的气下降，保持心情平稳。抑郁症和恐惧症患者的呼吸大多是又急又浅，而且气通常处于上气不接下气的状态，所以有必要多按摩唾液腺，帮助唾液分泌。

若气滞血瘀出现在胸部，会造成脸部僵硬，头盖骨的侧部（太阳穴）也会感觉疼痛，所以也要仔细揉搓胸部。

建议的饮食和保养方法

- **肉桂茶**
- **细嚼慢咽**
- **视线向上**

抑郁症和恐惧症的患者，除了要摄取充足的矿物质，也要留意不让身体发冷。

建议多摄取姜、紫苏、藠头等气味浓厚的蔬菜和辛香料，还可借由柑橘类水果的酸味，帮助停滞的气恢复运行。饮用加了肉桂的肉桂茶，应该有助于放松心情，缓解压力。用来制作肉桂茶的茶，以红茶、番红花茶、洋甘菊茶为宜。尤其是洋甘菊茶，更有调理肝脏的效果，可以改善自主神经失调，而抑郁症患者多是肝脏自主神经过于亢奋。

另外，为了促进唾液的分泌，养成细嚼慢咽的习惯也很重要。除了有助于自主神经的调整，多咀嚼也能促进脑部的血液循环。

抑郁症或恐惧症患者经常过度在意别人的眼光。为了自己的身体健康，尽量不要和别人比较，不要过于在意别人对自己的评价。明知如此，但还是忍不住过度在意别人的看法，这正是抑郁症或恐惧症患者最不容易克服的。所以，请把焦点集中在“看”而不是“被看”上。比如乘坐地铁时，不要在意周围人的眼光。这样的改变，我相信应该能减轻不少心理负担。

精神和身体会彼此联动，所以改变自己的视线，心理状态也会跟着产生变化。人在情绪低落时，常常不自觉地低着头，视线向下会让脑部做出“现在想要变得消极”的判断。所以，我们要反向操作，使自己的视线朝上，用意是“骗过”大脑，好让自己的情绪变得积极起来。大家可以试试这个小技巧。

肉桂茶的做法

❶ 依照个人喜好泡好茶，例如红茶、番红花茶、洋甘菊茶。

❷ 在茶里撒入肉桂粉，或放入肉桂棒。

※ 如果是番红花茶，可以选择市售产品，或者把番红花粉直接倒入热水。

痔疮

长期累积的便秘或腹泻，女性在分娩时肠道受到压迫，以及男性肝脏静脉阻塞等，都会导致痔疮。

痔疮的问题在于血液循环不佳，所以不宜久坐。冰冷也是需要当心的问题。另外，咀嚼不够仔细的人，通常从喉咙的右侧吞咽食物，如此一来也会压迫到直肠和肛门，造成血液循环不佳。

所谓“肛裂”，如同字意，就是肛门的皮肤裂开，出现伤口。痔疮则是静脉瘀血导致肛门内侧或外侧形成球状的静脉瘤。脱肛则是直肠松弛，从肛门露出的状态。

面诊法

- **下唇中央裂开（肛裂）**
- **下唇中央长出疹子，常年复发（痔疮）**
- **下唇中央隆起（脱肛）**

在第 117 页“便秘、腹泻”部分已经提过，肠道的状态反映在下唇。便秘和腹泻的征兆出现在下唇的左侧，痔疮等的征兆则出现在下唇中央。

下唇中央裂开可能提示肛裂，下唇中央反复长出疹子好不了可能提示痔疮，下唇中央隆起有可能提示脱肛。

按摩

- **用手指揉搓右大腿内侧，膝盖稍微往上的位置**
- **用手指揉搓肚脐右侧位置**
- **用手指揉搓右侧腹股沟位置**

痔疮（肛裂、痔疮、脱肛）面诊法

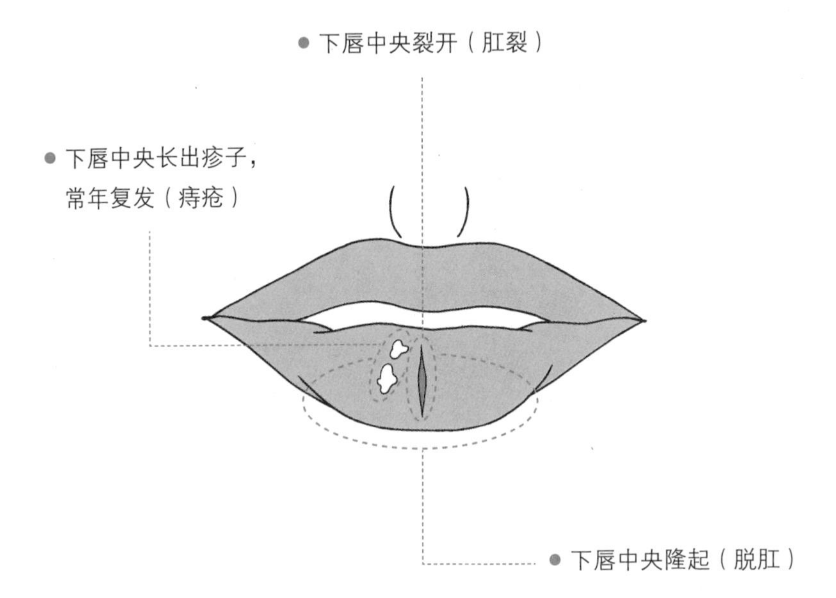

右大腿内侧，膝盖稍微往上的部位是小肠和直肠的对应点。多揉搓这个位置，有助于消除肛门附近，也就是直肠附近的气滞血瘀，改善血液循环。

咀嚼不足会增加十二指肠的压力，而揉搓位于肚脐右侧，与十二指肠对应的部位，还有位于右侧腹股沟，与直肠对应的部位，可以达到改善的效果。

改善痔疮（肛裂、痔疮、脱肛）的按摩

● 用手指揉搓肚脐右侧位置

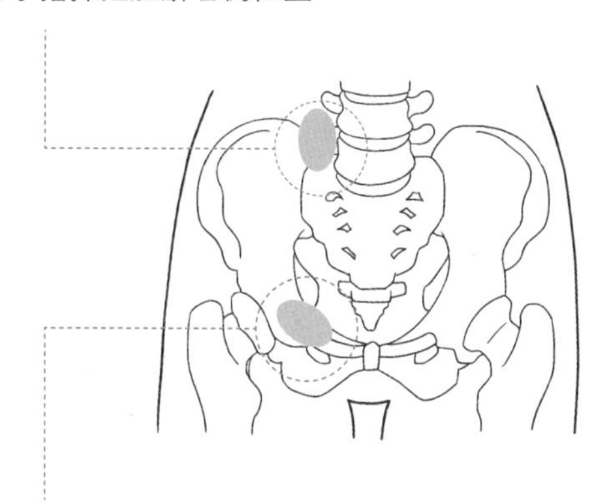

● 用手指揉搓右侧腹股沟位置

● 用手指揉搓右大腿内侧，
膝盖稍微往上的位置

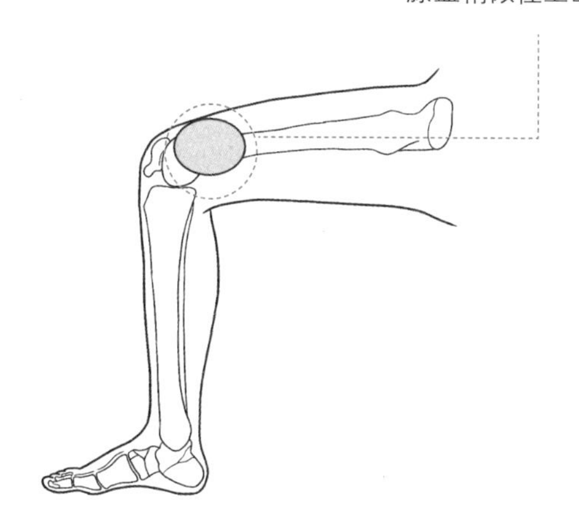

建议的饮食和保养方法

● 羊栖菜蒟蒻

由于肝脏不适所引起的痔疮，可以参考第103页“肝脏疾病”的说明，进行肝脏的自我保健。如果是寒冷和血液循环不好造成的痔疮，加强身体保暖以改善血液循环是当务之急。

为痔疮所苦的人，很适合食用有清理肠道之效的羊栖菜蒟蒻，既能保持肠道通畅，又对肝脏保健很有帮助。

说到其他富含纤维素的食物，萝卜干和牛蒡茶的效果不错。根茎类蔬菜、梅干番茶，有改善寒冷的效果。木耳、无花果、十字花科蔬菜（甘蓝、西蓝花等），都很值得推荐。

羊栖菜蒟蒻的做法

1. 把羊栖菜（50克）清洗干净，将水分沥干。
2. 把蒟蒻块（250克）用盐揉搓干净，再放入开水中煮20分钟以去除涩味，最后切成短短的薄片。
3. 锅内放入麻油（1大勺），烧热后放入蒟蒻和羊栖菜拌炒，再加水（3～4杯）炖煮。
4. 煮到汤汁剩下2/3左右，加入酱油（3大勺）煮到入味。

痴呆

进入高龄化社会，痴呆患者人数增加，是不可忽略的重大问题之一，因为运动量会随着年龄的增长而变得不足。享受兴趣和与人互动的机会也减少了，换言之，接受的刺激减少是痴呆患者人数增加的另一个重要原因。

最近有研究指出糖尿病和罹患痴呆的关联性。一旦罹患糖尿病，全身血管都会受到损伤，脑部的血管也不例外。脑部血管受损后，会对脑部的血液循环造成影响。曾经有人说“糖尿病是一种会让人逐渐厌世的疾病”。明明只要有信心就能够将之彻底击退，但许多人却因饱受糖尿病的折磨，失去对生命的热爱。就“活得了无生趣”“失去活下去的动力”“活着压力好大”的观点而言，糖尿病或许和痴呆有“异曲同工”之处。

面诊法

● 下唇左侧向上歪，头左侧偏上方位置也有些歪斜

下唇左侧向上歪，如同前述，这是便秘的征兆。根据望诊法的理论，若头部左侧稍微往上方歪斜，表示胰脏衰弱。如果这个部位变得僵硬，一按压会觉得痛，表示脑脊液循环变差，会导致

注意力不易集中，时常有倦怠感。

便秘会对大肠造成压力，在这种影响之下，胰脏会变得僵硬，提示痴呆正持续恶化。因此，各位应该不难理解为何会有“糖尿病患者容易罹患痴呆”的说法。

炼堂先生曾警告说：“便秘导致胰脏气血停滞，除了诱发痴呆，还会引发各种身体不适症状。”

痴呆面诊法

● 下唇左侧向上歪，头左侧偏上方位置也有些歪斜

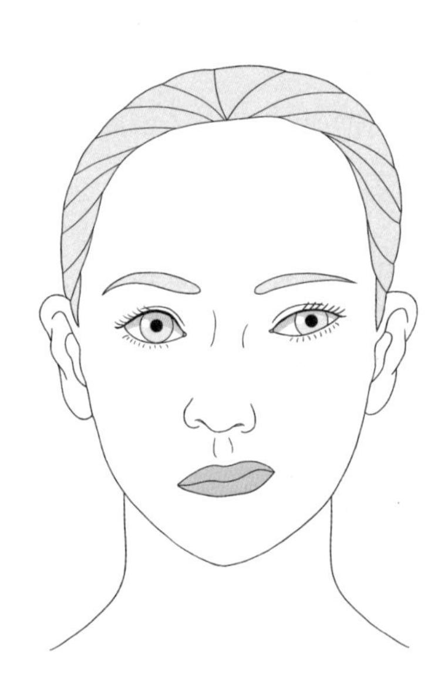

按摩

- **用手指揉搓左侧髂骨边缘**
- **用手指轻轻揉搓肚脐左侧位置**

揉搓左侧髂骨边缘使其软化，大肠的僵硬情况就会得到缓解。

肚脐左侧是胰脏的对应位置，若胰脏的负担增加，这个部位就会产生气血滞留的情况，一触摸应该会觉得痛。按摩此处时，不可太用力，轻轻揉搓即可。

建议的饮食和保养方法

- **葱花纳豆**

为了改善脑部血液循环，要多吃能够净化血管的白萝卜、韭葱等蔬菜，以及菇类。纳豆也是相当值得推荐的食物。如果再加点葱，做成“葱花纳豆”，效果更好。可依个人喜好调味，如加入少量酱油等。

建议服用第 94 页解说“脑卒中”时提到的地龙（蚯蚓）粉和丹参等保健食品或中药。

预防痴呆的按摩

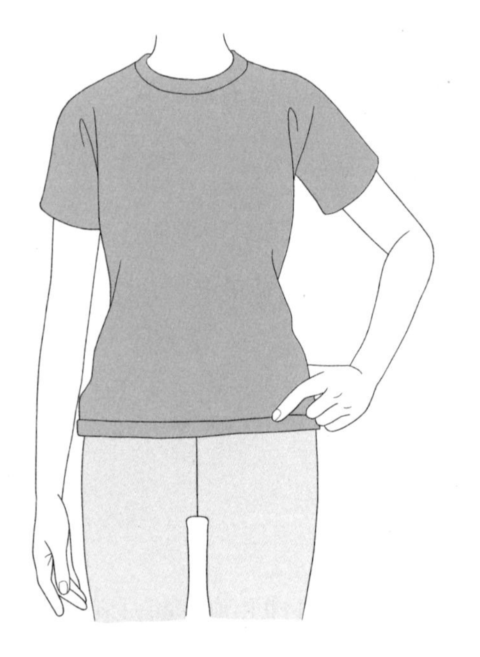

● 用手指揉搓左侧髂骨边缘

● 用手指轻轻揉搓肚脐左侧位置

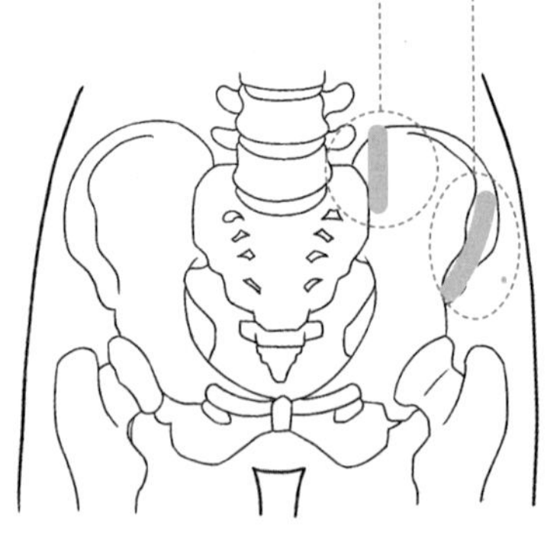

痴呆虽然是脑部问题，但和衰老脱离不了关系。而肾脏既是生命的根源，也是维持青春活力的关键，它的保健显得尤为重要。可以参考第 85 页“肾脏病、肾结石”部分关于肾脏保健的方法。

为了预防痴呆，养成仔细咀嚼的习惯也非常重要。另外，为了避免运动不足，可以多活动身体。我太太的祖母在高龄时依然精神抖擞，神采奕奕。最后她老人家在 2016 年以 102 岁之高龄寿终正寝。在 99 岁之前，她每天都固定走路 2 小时，所以与痴呆“无缘”。

上了年纪，唯有快乐的回忆最为人们津津乐道。大家也可以多培养兴趣或者积极与人互动交流，尽量让自己过得没有压力，以达到健康长寿的目的。

胃部不适

胃部不适，和咀嚼不足与压力有关。

因胃酸分泌过度造成胃壁受损，就是所谓的“胃炎”。尤其是唾液腺中的颌下腺，其作用是预防胃壁受到胃酸刺激而发炎，但如果因咀嚼不足造成颌下腺无法分泌足够的唾液，就容易引发胃炎。如果情况进一步恶化，胃酸反流并刺激食管，就会造成所谓的“反流性食管炎”。如果胃部的出口（幽门）受损，可能会进一步发展成十二指肠溃疡。

此外，胃部衰弱会造成身体的紧实度下降。胃下垂，容易出现异常出血。张开嘴巴或睁着眼睛睡觉的人，都要特别当心由于胃部衰弱造成的肌肉松弛。

面诊法

- **上唇左侧变得粗糙、流血**
- **右侧上下唇交界处裂开**

下唇反映的是肠道的状态，上唇反映的则是胃的状态。上唇左侧对应胃的上部，右侧对应胃的出口，相当于十二指肠。

上唇左侧变得粗糙甚至流血时，可能提示胃炎或反流性食管炎。病因包括压力过大或过度摄取刺激性食物。

上下唇的右侧交界处裂开时，表示胃下部和十二指肠状况不佳。如果长出疱疹，有可能提示十二指肠溃疡。胃下部和十二指肠的不适，可能是由于饮食过量或咀嚼不足造成的。

按摩

- **按摩左右两侧颌下腺**
- **用手指揉搓左侧第 2 肋间、第 3 肋间和第 4 肋间**

罹患胃炎和反流性食管炎的人，如果按压颌下腺，应该会觉得很痛。原因是负责分泌唾液以中和胃酸的颌下腺因为僵硬而变得萎缩。

以前医生为患者诊疗时，如果听到对方说“肚子痛”，都会纾解对方僵硬的下颌以改善颌下腺的分泌，则有助于胃酸的中和。如果出现胃和十二指肠状态不佳的征兆，可以依照第 120 页的说明按摩唾液腺，让位于下颌骨内侧的颌下腺充分放松。

胃部出现刺痛感时，揉搓肋骨之间的区域可以起到缓解的效果。用手指往外推，可以减轻疼痛。不过，按摩无法根治胃部不适，可以把它当作暂时性缓解疼痛的方法。

胃部不适面诊法

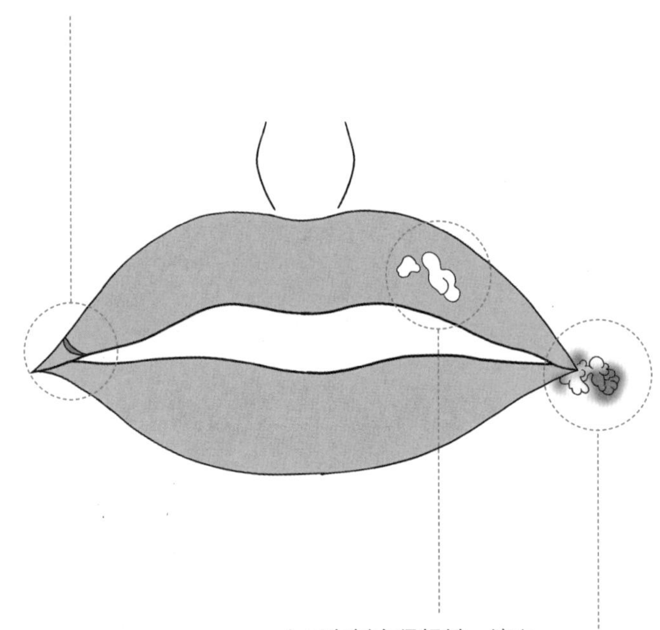

改善胃部不适的按摩

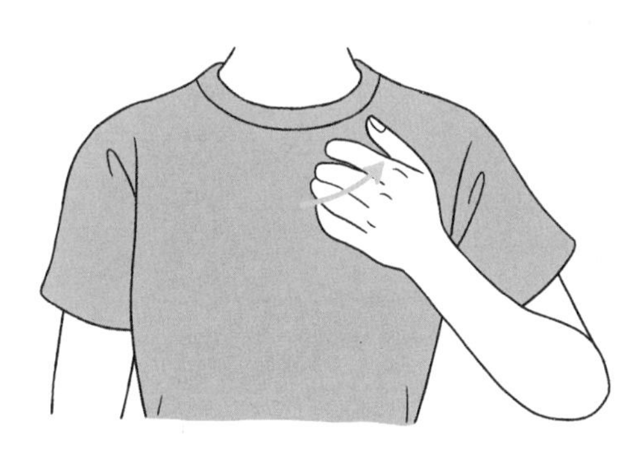

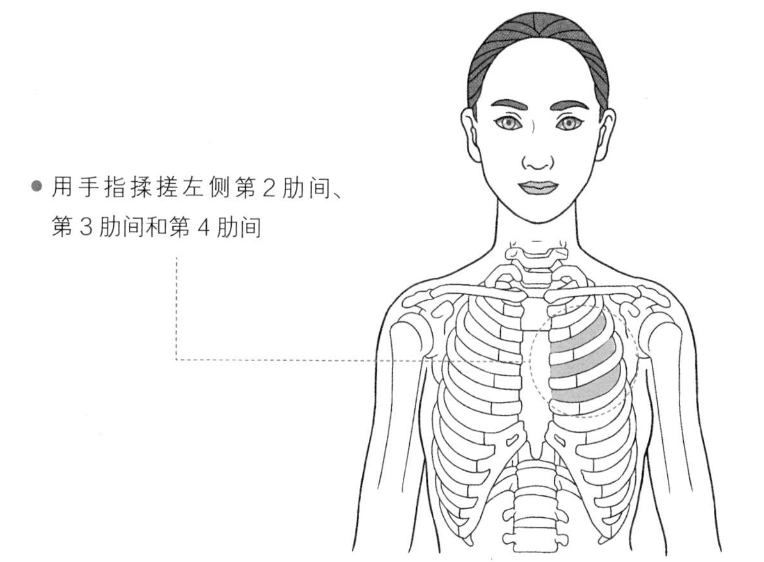

建议的饮食和保养方法

- **葛汤**
- **梅干番茶**
- **炒糙米**

在第 122 页“便秘、腹泻”部分介绍的葛汤，也有缓解胃部不适的效果。葛可以修复胃肠黏膜，抑制炎症。至于葛汤的做法，可以参照第 123 页。

梅干番茶是在第 72 页“白内障、青光眼”部分介绍过的保健饮品。它的作用是帮助包括肝脏在内的整个消化系统快速吸收营养，所以对胃也有帮助。做法参照第 73 页。

另外，自然的甜味对胃有益，所以不妨多摄取杂粮。为了培养细嚼慢咽的习惯，建议各位把炒过的糙米当作零食。咀嚼炒糙米，可以促进唾液大量分泌，中和胃酸，对胃炎和胃溃疡自然有改善的效果。此外，也有研究显示，炒糙米含有 β- 葡聚糖，能抑制癌细胞，提高免疫力。

我也经常向人推荐美国预言家埃德加 · 凯西（通过催眠治疗疾病，善用多种自然疗法，被称为“整体医学之父”）介绍的“榆树皮茶”。榆树皮茶是用榆树皮磨成粉制作而成，属于香草茶，据说有修复肠壁的作用，可以直接在网上买到。

除了饮食，别忘记压力也是引起胃部不适的另一个原因。

炒糙米的做法

❶ 把糙米放进平底锅，开火，拌炒到稍微爆开的程度。

❷ 炒好的糙米当作点心食用，每吃一口咀嚼约 50 次。

血脂异常

所谓的“血脂异常”，是指“坏胆固醇”（即低密度脂蛋白胆固醇）和甘油三酯过高，或者“好胆固醇”（即高密度脂蛋白胆固醇）过少的状态。

造成血脂异常的原因各异，有些人是因为饮食过量和运动不足造成脂肪堆积，也有些人属于受遗传因素影响而难以分解脂肪的体质。另外，负责分解脂肪的胆囊和胰脏的功能一旦减退，也会出现血脂异常。

如果坏胆固醇和甘油三酯超标太多，会使血管受损，导致动脉硬化。动脉硬化会增加心血管疾病和脑部疾病的发病风险，所以只要发现血脂异常的征兆，就应尽早应对，从改善生活习惯开始。

面诊法

- **上眼皮出现黄色脂肪粒**
- **右侧上下唇交界处裂开**

如果身体囤积过多的坏胆固醇和甘油三酯，皮肤和手脚的肌腱有时会出现脂肪粒。就脸部而言，大多出现在上眼皮和下眼皮。因为是脂肪，特征是颜色稍微泛黄（参照彩插第 2 页）。

除了脸部以外，脚跟腱也可能长出脂肪粒，甚至看起来肿胀。

按摩

- **用手指揉搓右大腿内侧，膝盖和腹股沟中间位置**
- **用手指从右耳上方 2 厘米处往额头方向揉搓**

为了促进脂肪分解，首先要增强肝脏和胆囊的功能。

右大腿内侧，膝盖和腹股沟中间位置是肝脏的对应点，可以

血脂异常面诊法

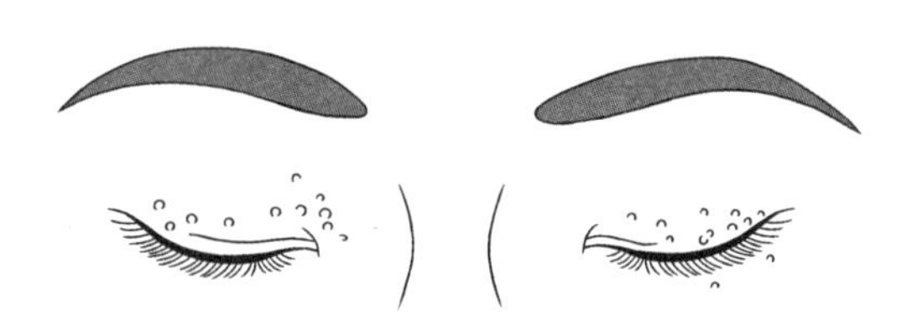

● 上眼皮出现黄色脂肪粒

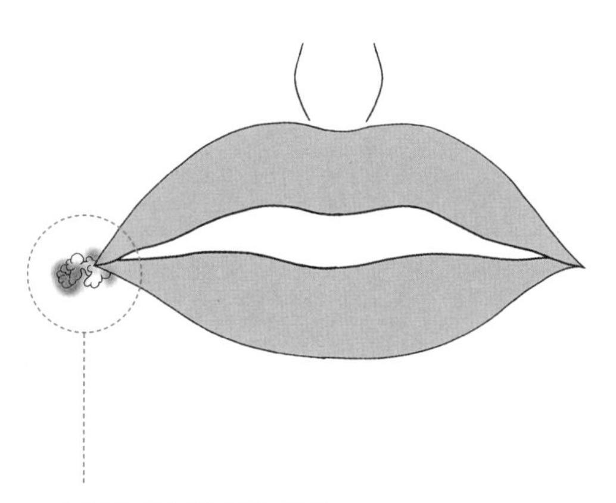

● 右侧上下唇交界处裂开

用手指仔细揉搓来消除僵硬。

前面在第 64 页“糖尿病”部分也说到，一旦肝脏变硬萎缩，肋骨边缘也会变硬，此处的僵硬会使胰脏在分泌胰岛素时受到阻碍。用手指仔细揉搓右耳上方 2 厘米到额头一带，目的是软化僵硬的肋骨边缘，促使胰岛素的分泌功能和肝功能恢复正常。

建议的饮食和保养方法

● 醋拌香菇海藻

菇类和海藻类有助于减少血液中的脂质。血脂异常的人也可以多吃晒干的香菇和木耳。若能排出体内多余的脂肪，胆固醇水平也会跟着下降。除此之外，动脉硬化及高血压也能得到改善。

萝卜干和冻豆腐等干货类也相当值得推荐。不过要特别注意的是，价格低的产品可能是机械风干制成的，应尽量挑选经过日晒烘干而成的产品。

改善血脂异常的按摩

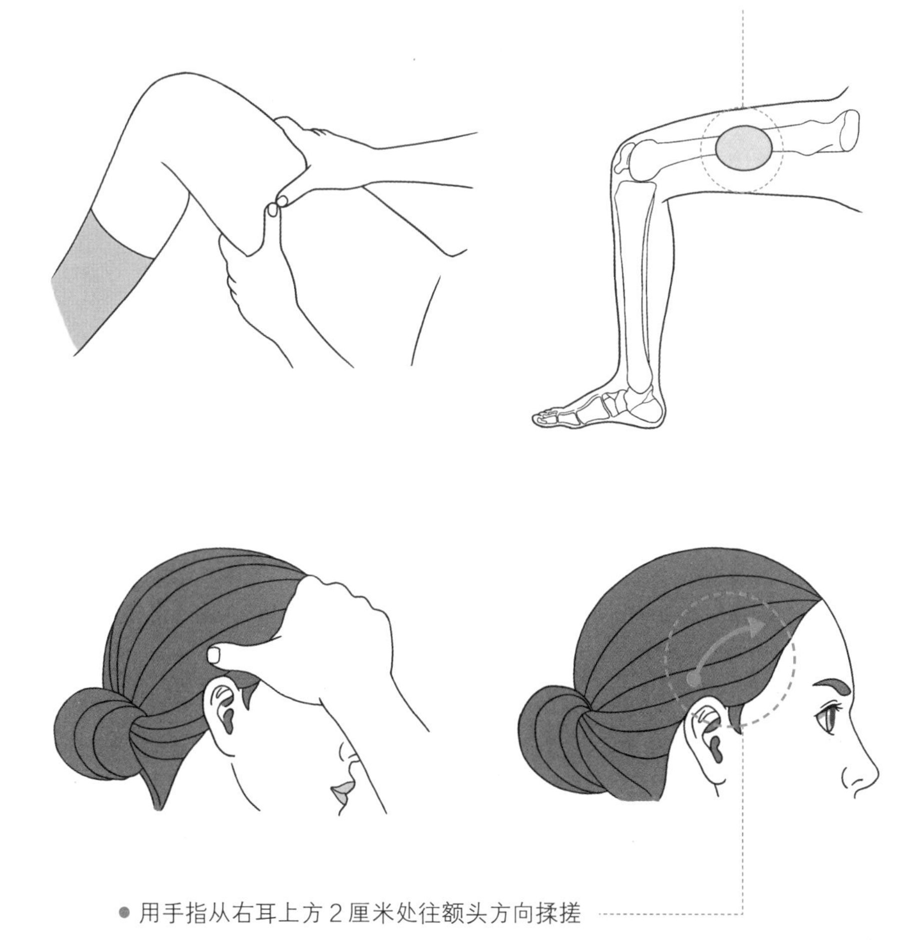

醋拌香菇海藻的做法

1. 把香菇（2朵）切成丝，蟹味菇（半包）撕成小朵，再把杏鲍菇（半包）对半切成2块。
2. 用水把海藻（1大勺）泡开，再切成一口大小。
3. 把麻油倒进平底锅，放入步骤1的菇类拌炒。
4. 姜（4片）捣成泥，加入醋（3大勺）、盐（少许）、酱油（少许），与步骤2的海藻和步骤3的菇类一同拌匀。

鼻炎、鼻塞

我认为鼻炎和鼻塞与小肠和大肠有关。如果咀嚼不足对小肠与大肠造成负担，它们便会堵塞，造成鼻道不通畅。小肠功能不佳的人，右侧鼻孔容易堵塞；大肠虚弱的人，左侧鼻孔容易堵塞。

中医“五行学说”认为肺、大肠和皮肤相通。换句话说，若肠不适，肺和皮肤也会跟着遭殃。当然，情况也可能反过来，鼻子出现不适时，肠也可能受到影响。

面诊法

● 鼻梁右侧（或左侧）正中央隆起

如果是鼻梁右侧隆起，表示右侧鼻孔容易堵塞，代表小肠的功能不佳。如果鼻梁左侧隆起，表示左侧鼻孔容易堵塞，提示大肠的功能不佳。

按摩

● 用手指捏住鼻子扭转 90 度约 10 秒，再捏住鼻子反方向扭转 90 度约 10 秒

操作的时候可能觉得有点痛，但只要这么做，鼻子很快就会通了。除了感觉鼻道畅通，甚至连容貌都可能改变。

建议的饮食和保养方法

● 用盐茶水冲洗鼻子

为了缓解鼻炎的症状，推荐各位用加了盐的茶水冲洗鼻子。盐的成分加上茶叶中含有的单宁酸，可以让肿胀的鼻黏膜收缩。

鼻炎和鼻塞面诊法

● 鼻梁右侧（或左侧）正中央隆起

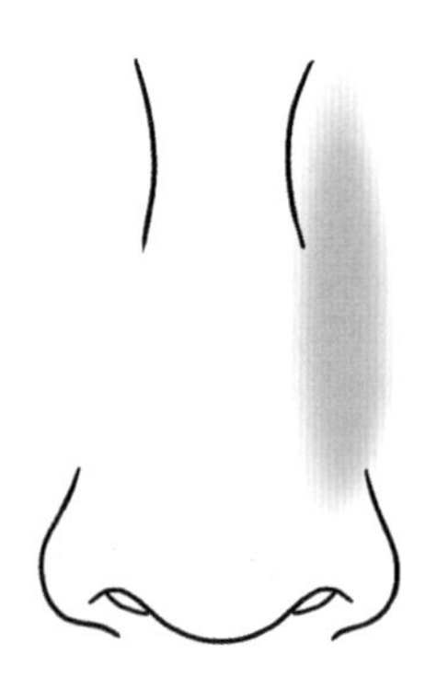

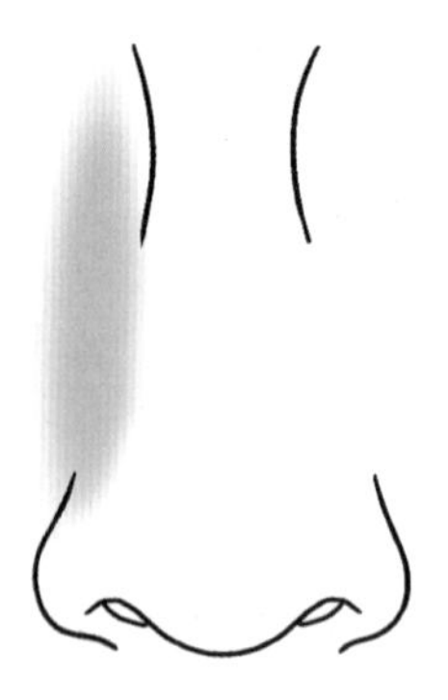

改善鼻炎和鼻塞的按摩

- 用手指捏住鼻子扭转 90 度约 10 秒，再捏住鼻子反方向扭转 90 度约 10 秒

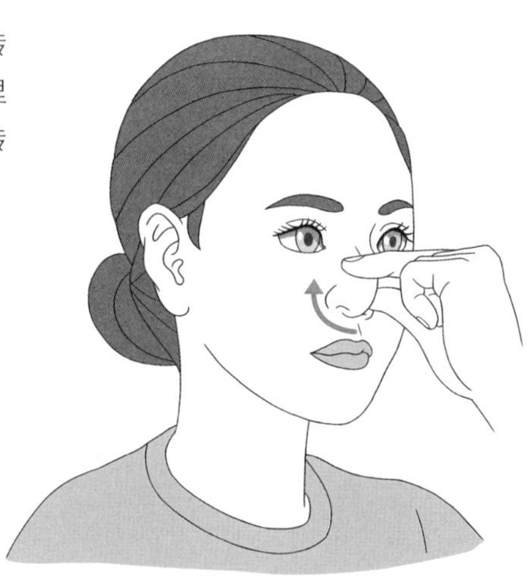

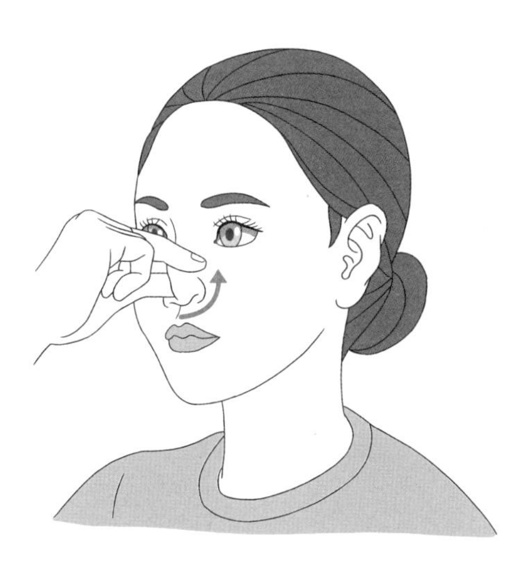

用茶水冲洗鼻子之前，首先要准备一个小杯子，在里面装进加盐的粗茶。可以直接用鼻子把茶水吸进去，但建议从市面上购买冲鼻器使用，更方便。

盐茶水的盐浓度以 1% 为宜，因为这个浓度很接近人体体液的盐浓度（0.9%）。如果超过或低于这个浓度，鼻腔就会感到疼痛。另外，把温度调得和体温差不多，冲洗时就不会觉得不舒服了。

中医认为鼻子与肺经相通，所以建议大家多吃有益肺经的莲藕。鼻炎和过敏通常脱不了关系，因此饮食上也要特别注意，甜食、乳制品、动物性食品等都不可摄取过量。另外，也不可摄取过多水分。

用盐茶水冲洗鼻子的方法

1. 准备 36℃左右的温茶，加入适量天然盐，调配成浓度 1% 左右。
2. 用鼻子吸入茶水，再从口中将茶水吐出。

4

Chapter

一眼看穿心思的“里望诊”

除了不适的征兆，身体也会显示许多信息

正如前面提到的“身体什么都知道”，一旦身体某处出现异常，即使自己毫无察觉，身体也一定会以某种形式向当事人发出信号。望诊法的目的就是及早发现并解读这些征兆，也就是本书所介绍的面诊法。

身体会显现不适或疾病的征兆，也会显现一个人的性格、运势与未来可能发生的事。此外，一个人的心理状态，有时候也会在本人浑然不觉的情况下反映在他的肢体动作上。

本章要介绍的是由杉本炼堂先生为我们解读的“里望诊”。通过里望诊，可以探索对方在想什么，或许在人际关系的经营上能够派上用场，获得只靠表面说辞并无法识破他人内心的真正想法。

不过大家要知道，本书介绍的毕竟只是“有这样的倾向和征兆”，准确率并不是百分之百。请不要误用，而让他人感到不愉快。希望能够通过本章的内容，让各位对人的心理和身体的关系产生兴趣，并且得到全新的发现。总之，如果能将它视为

参考数据，而且在阅读的过程中觉得有趣，我就感到很欣慰了。
（以下内容由炼堂先生执笔）

头

● 搔头

出现“搔头的右侧”动作时，表示埋头苦思却没有灵感。“搔头的左侧”表示计算有出入，数字对不上。想不出好点子、数字对不上的时候，正如字面上的意思，只能“抱头”烦恼了。

眼睛

● 闭上眼睛听人讲话

听别人讲话时闭上眼睛的人，表示正在探索对方内心的想法，或者无法理解对方。

三白眼

黑眼珠下方露出眼白的是“下三白”，提示是怀有远大理想的人。黑眼珠上方露出眼白的是“上三白”，常出现“上三白”的人据说有攻击性倾向，而且缺乏自制力。

炼堂先生随堂小专栏

所谓的“三白”，意思是眼球的左右和上下总计有3处看得到眼白的状态。眼球在上，从下方露出眼白的状态称为“下三白”；眼球在下，从上方露出眼白的状态称为“上三白”。据长寿饮食法（以日本传统饮食为基础，以糙米为主食的饮食法）的启蒙者久司道夫先生的说法，出现“下三白”的人可能因为极端的思考或行动，招致致命打击，例如遭到误解、攻击等。

另外，对婴幼儿和童年时期的孩子而言，“上三白”属于很正常的状态。但过了这段时期，如果还是“上三白”，表示精神可能处于异常状态，也可能做出异于常人的行为。

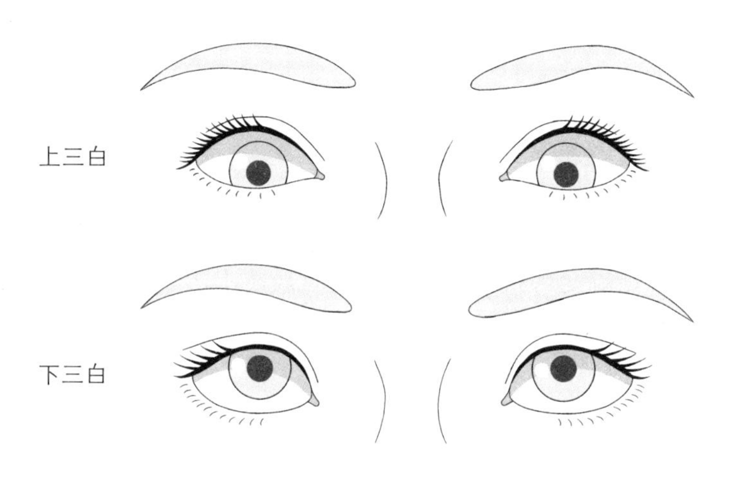

鼻子

● 习惯搓鼻头

讲话时习惯搓鼻头的人，有两种可能性：要么想否定对方的意见，要么内心兴奋激动。

● 鼻子下方留胡子

有说法认为在鼻子下方留胡子的男性，是为了避免引起别人的反感。

耳朵

● 耳朵顶端皮肤粗糙

若右耳顶端的皮肤显得粗糙，表示感觉迟钝，直觉也下降了。如果是左耳顶端变得粗糙，表示可能是经济上出现危机，为钱所困。

口

● 和人交谈时遮住嘴巴

和人交谈时遮住嘴巴的人，表示可能正努力想要理解对方说的话。

● 讲话时嘴角上扬

讲话时嘴角上扬的人，讲的可能大多是谎话。

● 讲话声音像有东西含在嘴里一样含糊不清

用毫无说服力的理由替自己辩解时，经常会用这种方式讲话。

● 伸出舌头舔嘴唇

讲话时不时伸出舌头舔嘴唇的人，可能是内心紧张，或是抱着猥琐的念头。

从肢体动作解读心理

● 双手交叉抱胸

听人讲话时双手交叉抱胸的人，可能是想和对方保持适当距离，不想将对方的话照单全收。

● 食指不停地上下移动

听人讲话时，食指不停地在桌子上或大腿上动来动去的人，表示心里正考虑如何反驳对方的意见。

● 脚尖像蛇一样扭来扭去

听人说话时，脚尖像蛇一样扭来扭去的人，表示想逐步理解对方说的内容。

● **把手插进口袋里**

讲话时把手插进口袋里的人，可能是不想让人看穿自己的想法。

● **两手交叉环住后脑勺**

讲话时把两手交叉环住后脑勺的人，表示对谈话的内容感到厌烦。

结语

我所创立的望诊法和面诊法在2008年得以完成。这之前，在看别人的脸或身体之后，我可能会预言般地告诉对方“你的肝功能不太好”。不过，我的评论完全出于直觉，并没有任何根据，即使对方要求我说明，我也只能老实告知“我也不清楚理由，但我看了你的脸和身体，就知道你的哪个部位出了状况”。

然而，等到望诊法被整理成册，出现想要拜我为师、成为入门弟子的人时，再用“直觉”当作答案就说不过去了。除了我以外，如果实践望诊法的每一位指导者，都无法通过精准判断来指出身体恶化的部位，就没有意义了。因此，我才针对每个脏器和疾病，归纳出有相应问题的人的脸部和身体具备哪些特征，把我独创的望诊法和面诊法系统化。

我原本是一名甜点师，在伊豆开店。在朋友的邀约之下，我也参加了各种疗法的学习课程。有一次，我参加了长寿饮食法的讲习会，在此契机之下，我从1994年至2002年这8年内，一直担任久司道夫老师的助理。

从上述经历培养的感性，目前仍让我受益良多。但是，望诊法的理论迥异于这些知识和技术。理由在于，我的做法是以之前所学为基础，加上自己独创的全新内容。我在把望诊法和面诊法加以系统化的时候，也完全没有参考其他文献的数据。

之后，成为望诊法指导者的三浦直树医生，把我加以系统化的望诊法应用在临床上，在实践中证明了“这些理论都是对的”。

目前成为望诊法指导者的医生共有44位，在民间深受医生们的认可与支持。我并非专业的医生，只是依靠个人直觉，以身体机制为出发点，从事健康咨询的工作，但有专业的医生们愿意为望诊法的理论背书。我想，相比于我个人的片面之词，医生们的赞不绝口和亲身实践，也会让大家更有信心吧。如果亲身实践的人因此越来越多，其身体也重拾健康，就是我最大的欣慰。

另一方面，从医生的角度，望诊法在改善患者症状方面，确实发挥了明显的效果。据说许多实践的人，都亲身体会到了成效。即使按照现代医学的方针治疗，目前在面对某种疾病时，治疗效果也时常不如预期，医生们只觉得束手无策。但为了拯救为疾病所苦的患者，医生们还是不改初衷，背负着拯救患者的重任继续努力。

如前所述，望诊法是依照我的直觉所编写而成的。以现代医学的观点而言，或许缺乏充分的论据与严密的论证。尽管如此，令人不可思议的是，实践之后，症状真的获得了改善，仅靠几个小动作，身体却产生极大的变化。比起理论，更重要的是看到了效果，这也是有那么多医生支持望诊法的重要理由。

非常感谢三浦医生执笔，把面诊法汇编成册。我也衷心期待望诊法今后能得到大力推广，造福更多人。

我出生于1950年，到2018年就满68岁了。以我的年龄而言，属于标准的“团块世代”（是指日本20世纪60年代中期推动经济腾飞的主力，编者）。这一代人将面临严峻的老龄化问题；只要多一个人无法保持身体健康，医疗支出等问题就会对国家造成一定的财政负担。为了避免让年轻人承受如此沉重的负担，以及让我们这个时代的人能够无病无痛、快快乐乐地度过接下来的人生，保持健康无疑成为最大的关键。为了达到这个目标，我们必须在日常生活中，养成与自己的身体对话与沟通的习惯。

尤其是“团块世代”的朋友们，为了确保自己将来能健康地老去，要学会自我保健的方法。我相信实际尝试望诊法以后，一定让很多人大吃一惊："真的吗？用这么简单的方法就能改变身体状况？"相信三浦医生向各位推荐的饮食和生活改善方法，也能够发挥调理体质的作用。

当然，本书介绍的是适用于每一个年龄层的健康保健法。我衷心期盼有更多人能够活用本书介绍的面诊法和自我保健法，让人生变得更加充实、更有意义。

杉本炼堂